D. Grob

Fragenkatalog zur Orthopädie

Lesezeichen
zum Abdecken
der Lösungsvorschläge
(rechte Spalte)

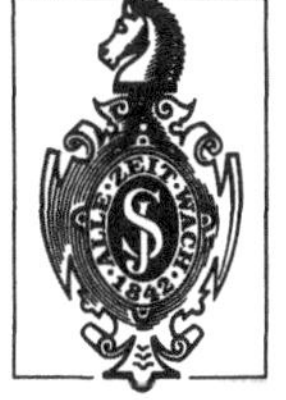
ALLE ZEIT WACH
1842

Dieter Grob

Fragenkatalog zur Orthopädie

365 ausgewählte Fragen zur Selbstprüfung aus dem Gebiet der Orthopädie und der Traumatologie des Bewegungsapparates

Mit 91 Abbildungen

Springer-Verlag
Berlin Heidelberg New York Tokyo

Dr. Dieter Grob
Klinik für orthopädische Chirurgie
Kantonsspital, CH-9007 St. Gallen

Legende zur Abbildung auf dem Umschlag:

„Anfänge der Orthopädie"
Aus: D. Laurentii Heister: Chirurgie, Bey Johann Adam Stein und Gabriel Nicolaus Raspe, Nürnberg, 1752 (Fig. 17):

„Die Abbildung zeiget, wie auf die Seite gekrümmte Schienbeine mit zwei Stück Pappendeckel oder steiffem Leder A, nach der Gestalt und der Grösse der Füsse gemacht, das andere auf der innern Seite angelegt, (welches man aber in dieser Figur nicht sehen kann) und umgebunden können gerader gemacht werden, welche hinten bey B zusammen hangen und hernach um den Fuss mit zwey Schnüren oder Bänden CC fest gebunden.

ISBN-13:978-3-540-15090-9 e-ISBN-13:978-3-642-70216-7
DOI: 10.1007/978-3-642-70216-7

CIP-Kurztitelaufnahme der Deutschen Bibliothek. Grob, Dieter: Fragenkatalog zur Orthopädie : 365 ausgew. Fragen zur Selbstprüfung aus d. Gebiet d. Orthopädie und Traumatologie d. Bewegungsapparates / Dieter Grob. Berlin ; Heidelberg ; New York ; Tokyo : Springer, 1985.
ISBN-13:978-3-540-15090-9

NE: HST

2124/3140-5 4 3 2 1 0

Vorwort

In kaum einem wissenschaftlichen Zweig ist der Unterschied zwischen "numerischem" Wissen und der Erfahrung größer als in der Medizin. Obwohl weitgehend "mechanistisch" orientiert, sieht sich auch der orthopädisch tätige Arzt oft in diesem Zwiespalt gefangen. Offensichtlich ist jedoch, daß eine integrale Berufsausübung beide Parameter erfüllt haben will. Die angelsächsischen Ausbildungszentren erkannten, daß das reine Beherrschen von Fakten zum Rüstzeug jedes Orthopäden gehört, und legen entsprechend Wert auf diese Basis in den ersten Ausbildungsjahren. In unseren Breiten ist - oder war zumindest in der Vergangenheit - die Mitteilung der Erfahrung ebenso wichtig wie geschätzt. Aber die Freiheit, jeweils das zu übernehmen, was der Vorgesetzte und Berufsältere im täglichen Leben des Berufs mitgibt und vorlebt, erfordert ein beachtliches Maß an Einsatzbereitschaft, Aufnahmevermögen und Offenheit des Schülers. Forderungen, die in unserem Zeitalter der "Erledigungsmedizin" oft kaum zu erbringen sind.

Der vorliegende Fragenkatalog versucht sich deshalb zwischen diese beiden Extrempositionen zu stellen. Die den meisten Fragen beigefügten Kommentare vermitteln zusätzliches Sachwissen. Jedes angeschnittene Problem grundlegend und objektiv zu beleuchten, würde aber den Rahmen dieses Buches sprengen. Wichtiger als die angegebenen Fakten sind deshalb die durch die Fragen aufgeworfenen Themenkreise. Letzten Endes ist nicht die richtige Antwort eintscheidend, sondern der Anstoß, das entsprechende Problem aufzurollen, und sich, wo notwendig, in der weiterführenden Literatur die Grundlagen zusammenzutragen. Bei der Auswahl und Zusammenstellung eines Fragenkatalogs wie dem vorliegenden ist die Handschrift der "eigenen Küche" selbstverständlich nicht zu leugnen. Dies kommt auch darin zum Ausdruck, daß bei vielen Fragen keine "Lösung" gefordert, sondern ein "Lösungsvorschlag" angeboten wird. Eine übereinstimmende Beantwortung aller Fragen wäre somit nicht nur einseitig, sondern würde an der Zielsetzung dieses Fragenkatalogs vorbeigehen. Es soll der Denkanstoß zum Selbststudium gegeben werden.

Im 1. Kapitel werden allgemeine Aspekte der Orthopädie und der Traumatologie des Bewegungsapparates besprochen, während in den nachfolgenden Kapiteln verschiedene anatomische Regionen des Körpers behandelt werden. Den Abschluß bildet ein Literaturverzeichnis mit Hinweisen auf die zeitgenössische einschlägige Literatur. Auf spezielle Literaturhinweise zu den einzelnen Fragen wurde im allgemeinen verzichtet. Lediglich besondere Aussagen sind mit dem Autorenvermerk versehen. Bei der Auswahl der Fragen wurde darauf geachtet, daß die häufigen und praxisnahen Probleme besondere Berücksichtigung fanden. Vereinzelte "Rosinen" mit Raritäten finden sich aber in den meisten Kapiteln. Neben den reinen Theoriefragen wurden auch solche aus dem Gebiet der Anatomie und der praktischen Operationslehre eingestreut.

Mein besonderer Dank gilt meinen Lehrern, Herrn Prof. B.G. Weber, Chefarzt der Klinik für Orthopädische Chirurgie des Kantonspitals St. Gallen, sowie Herrn Prof. N. Gschwend, Herrn Prof. H. Scheier und M. Munzinger, Chefärzte der Klinik Wilhelm Schulthess in Zürich. Mögen allen zukünftigen Orthopäden solche Vorbilder den Weg in diesen faszinierenden Beruf weisen!

Speziell sei an dieser Stelle für die Großzügigkeit meines jetzigen Chefs, Prof. B.G. Weber, gedankt; er räumte mir die Möglichkeit ein, die röntgenologische Dokumentation aus seiner Klinik als Illustration zu verwenden.

Dank gebührt auch meiner Sekretärin, Frau Baumann, und meiner Frau, die in geduldiger Arbeit das Manuskript geschrieben und korrigiert haben. Manche Überstunde wurde auf Kosten der Freizeit geleistet.

Ebenso bin ich der Crew des Fotolabors, M. Schaffner, A. Spitz und D. Clerici, dankbar für die technisch einwandfreie, fotografische Dokumentation der Röntgenbilder.

Schließlich sei die gute Zusammenarbeit mit dem Springer-Verlag erwähnt, durch die die rasche Drucklegung dieses Buches ermöglicht wurde.

St. Gallen, im August 1984 D. Grob

Hinweis für die Benutzung des Buches:

In der linken Spalte stehen jeweils die Fragen und die Antwortmöglichkeiten (A), in der rechten Spalte der Lösungsvorschlag (L) und der Kommentar (K).

Inhaltsverzeichnis

Kapitel 1

Allgemeiner Teil

1 *Die Orthopädie wird oft als "Fach der kalten Chirurgie" bezeichnet. Nennen Sie mindestens 2 Ausnahmen, die im Gebiet der Orthopädie echte Notfälle darstellen und zum sofortigen Handeln zwingen.*

A
1: ....
2: ....

L
1. Eitrige bzw. seröse Koxitis.
2. Epiphysiolysis capitis femoris.
3. Cauda-equina-Syndrom.

K
Die oben angeführten Krankheitsbilder stellen echte Notfälle dar. Im Fall 1 und 2 besteht akute Nekrosegefahr des Femurkopfes wegen möglicher Gefährdung der Blutversorgung. Beim Cauda-equina-Syndrom können bleibende Schäden bestehen bleiben, falls nicht in ausreichender Frist dekompimiert wird.

2 *Die Blutversorgung des Femurkopfs wird im wesentlichen durch folgende Arterie gewährleistet:*

A
1. A. obturatiora.
2. A. des Lig. capitis femoris
3. A. circumflexa femoris medialis.
4. A. femoris lateralis.
5. A. femoris profunda.

L
3.

K
Aus dem Verlauf dieser Arterien ist ersichtlich, daß ein dorsaler Zugang für die Vaskularisierung des Femurkopfs schädlicher sein kann als der ventrale.

3 *Nennen Sie eine einfache klinische Prüfung zur Erkennung einer Haltungsschwäche.*

A
Prüfung: ....

L
Haltungstest nach Mathiass: 30 s in aufrechter Haltung die Arme waagerecht ausgestreckt halten lassen. Beurteilt werden können die Beckenkippung, die Lendenlordose, das Abfallen der Arme und das Abgleiten des Schultergürtels nach ventral.

4 *Es ist üblich, das Operationsfeld zur größeren Keimfreiheit zu rasieren. Die Rasur sollte zu folgendem Zeitpunkt stattfinden:*

A
1. Am Vorabend der Operation.
2. Einige Tage vor der Operation.
3. Einige Stunden vor der Operation.
4. Unter sterilen Bedingungen im Operationssaal, unmittelbar vor der Hautinzision.

L
4., (3.)

K
Die Rasur verursacht stets kleinere Hautläsionen, die einer Keimbesiedlung förderlich sind. Je größer der Zeitraum Rasur - Operation, desto größer ist die Wahrscheinlichkeit der Kontamination.

5 *Eine einfache Malleolarfraktur, bei der die Indikation zur Operation gestellt wurde, wird idealerweise zu folgendem Zeitpunkt operiert:*

A
1. Sofort nach dem Unfall.
2. 3-4 Tage nach dem Unfall.
3. 10-12 Tage nach dem Unfall.
4. 3-4 Wochen nach dem Unfall.

L
1., (3.)

K
Die Schädigung der Weichteile durch Ödem und Hämatom ist am geringsten unmittelbar nach dem Unfall. Besteht eine erhebliche Schwellung der Weichteile, wird postoperativ die komplikationslose Wundheilung unnötig gefährdet. In diesem Falle erweist es sich als besser, die Gliedmaßen hochzulagern und nach ca. 10 Tagen, wenn die Anschwellungen abgeklungen sind, zu operieren.

6 *Folgende Aussagen treffen für das Hoffmann-Zeichen (Knipsen des Nagels des Mittelfingers) zu:*

A
1. Hinweis auf Läsion des 1. motorischen Neurons.
2. Typisches Auftreten bei Fraktur von C 1.
3. Hinweis auf Ausfall von C 8.
4. Ist ein Test für die Fingerbeugerfunktion.
5. Gibt einen Hinweis auf die Sensibilitätsverhältnisse in der Hand.

L
1.

K
Bei einem positiven Hoffmann-Zeichen (Verletzung des 1. motorischen Neurons) ergibt sich eine Beugung des Endgliedes des Daumens und des Mittel- und Endgliedes des Zeigefingers.

7 *Im Atlantookzipitalgelenk findet eine Bewegungsfreiheit* _nicht_ *statt:*

A
1. Flexion.
2. Extension.
3. Seitwärtsneigung.
4. Rotation.

L
4.

K
Die Rotation findet im atlantoaxialen Gelenk statt mit einem Seitenausschlag von je ca. 45°. Flexion/Extension beträgt im Atlantookzipitalgelenk je ca. 35° und die Seitwärtsneigung ca. 100°.

8 *Zählen Sie 5 funktionelle Gelenke auf, die 2 Halswirbelkörper unterhalb von C 2 miteinander verbinden:*

A
1: ....
2: ....
3: ....
4: ....
5: ....

L
1. und 2.: 2 posterolaterale Wirbelgelenke.
3. und 4.: 2 laterale Gelenke (Lusschka-Gelenke).
5. Discus intervertebralis.

K
Die Stabilität der HWS wird v.a. gesichert durch die Bandscheibe, die paravertebralen Ligamente sowie die Halsmuskulatur.

9 *Zeichnen Sie die sensiblen Areale in der folgenden Abb. eines Arms von ventral ein.*

A

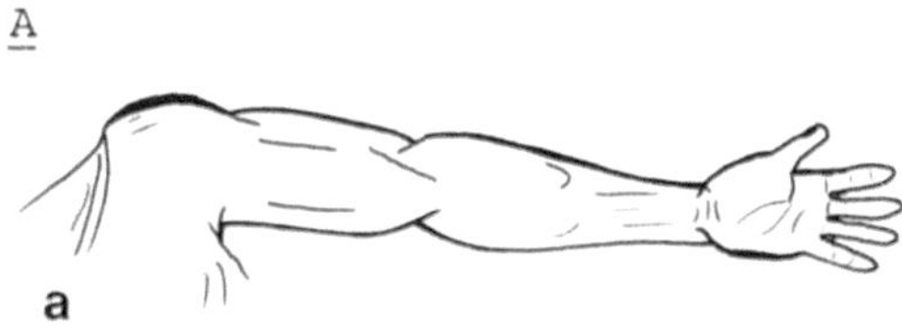

Abb. 1.1a

L

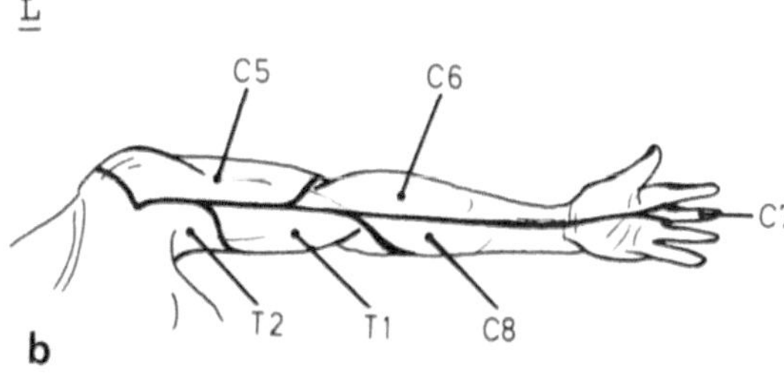

Abb. 1.1b

10 *Zeichnen Sie die sensiblen Dermatome ein und geben Sie die dazugehörigen Nervenwurzeln am Unterschenkel an.*

A

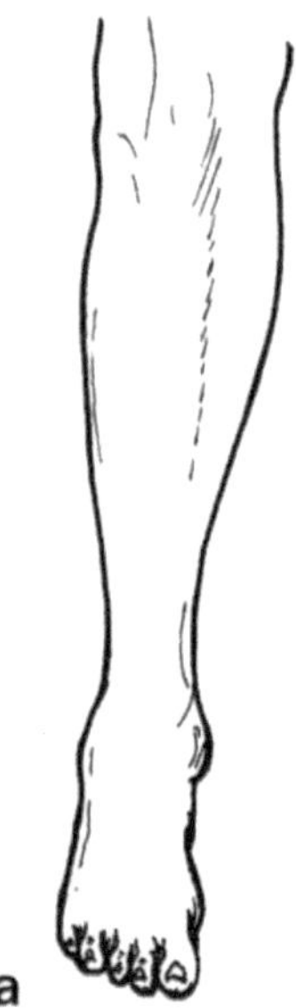

Abb. 1.2a

L

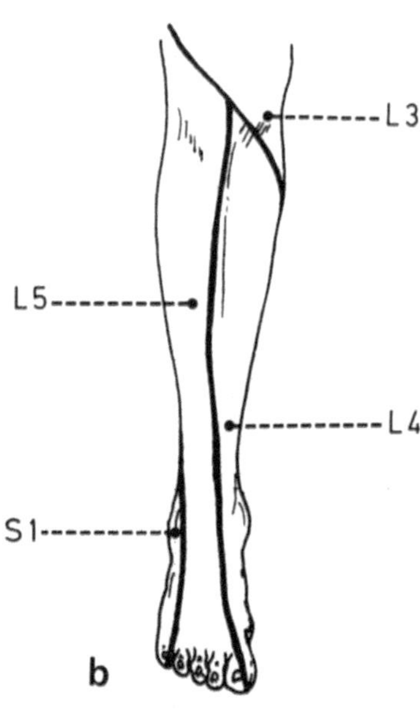

Abb. 1.2b

K
Die am häufigsten betroffenen Nervenwurzeln sind L 5/S 1. Die Dermatomzuordnung erlaubt die Lokalisation der Wurzelkompression.

11 *Im Rahmen der Frakturbehandlung spricht man von verzögerter Heilung ("delayed union"):*

A
1. Bei nicht eingetretener Konsolidation nach 8 Monaten.
2. Bei nicht eingetretener Konsolidation nach 4 Monaten.
3. Bei Frakturheilung mit Reizkallus.
4. Bei Frakturheilung, die durch Infektion verzögert wurde.
5. Bei sekundär durchgeführter Osteosynthese.

L
2.

K
Wenn die Fraktur nach 4 Monaten nicht geheilt ist, spricht man von verzögerter Heilung. Bei nicht eingetretener Konsolidierung nach 8 Monaten spricht man von Pseudarthrose.

12 *Von einem Kollegen bekommen Sie einen Patienten zugewiesen, der 8 Monate nach Osteosynthese einer Tibiaquerfraktur eine hypertrophe Pseudarthrose aufweist. Was schlagen Sie als Therapie vor?*

A
1. Exzision der Pseudarthrose und Einklemmen eines druckfesten Spanes mittels Platte.
2. Einbringen eines Marknagels.
3. Einbringen eines Marknagels mit Spongiosa.
4. Plattenosteosynthese.
5. Plattenosteosynthese mit Spongiosa.
6. Gipsfixation.

L
2. oder 4.

K
Bei einer hypertrophen Pseudarthrose bedarf es zur Konsolidierung lediglich der Stabilität. Da die Knochenenden vital sind, ist eine Spongiosaanlagerung überflüssig.

13 *Geben Sie 3 röntgenologisch erkennbare Merkmale bei einer instabilen Osteosynthese an.*

A
1: ....
2: ....
3: ....

L
1. Implantatlockerung mit Zurückdrehen der Schrauben.
2. Reizkallus im Frakturgebiet.
3. Verbreiterung des Frakturspalts durch Resorption.

14 *a) Eine mit korrekter Plattenosteosynthese versorgte Schaftfraktur verheilt schneller als eine konservativ behandelte Fraktur,*
b) da mit einer Plattenosteosynthese absolute mechanische Ruhe erzielbar ist.

A
1. a) richtig b) richtig
2. a) richtig b) falsch
3. a) falsch b) richtig
4. a) falsch b) falsch

L
3.

K
Die biologische Heilung erfolgt mit der Plattenosteosynthese nicht schneller. Hingegen wird durch die Kompression und die absolute mechanische Ruhe die primäre angiogene Ossifikation gefördert.

15 *Geeignete Spenderstellen zur Entnahme von Vollhautlappen sind:*

A
1. Rücken.
2. Bauchdecken.
3. Ellbeuge.
4. Leiste.

L
3., 4.

K
Voraussetzung ist: dünne Hautstelle und gute Mobilisierbarkeit der angrenzenden Partien, um den Defekt möglichst spannungslos verschließen zu können.

16 *Die Idealwinkel bei der Durchführung einer Z-Plastik sind:*

A
1. 30 - 45°.
2. 60 - 80°.
3. 45 - 60°.
4. Mehr als 80°.

L
3.

K
Wird der Winkel kleiner als 45° gewählt, besteht aufgrund der gefährdeten Blutversorgung die Gefahr einer Spitzennekrose. Bei Winkeln, die größer als 60° sind, entsteht leicht eine erhöhte Gewebsspannung. Ideal sind somit Winkel zwischen 45 - 60°. Es resultiert dabei ein Längengewinn von rund 50%.

17 *Sie stellen bei einer 24jährigen Patientin von 176 cm Größe und Normalgewichtigkeit eine rechtsseitige Oberschenkelverkürzung von 3,5 cm fest. Als Ursache steht eine distale Epiphysenfugenverletzung vor Wachstumsabschluß fest. Die Patientin verlangt Korrektur der Längendifferenz aus kosmetischen Gründen.*

A
1. Sie lehnen kosmetische Gründe als Operationsindikation ab.
2. Sie empfehlen wegen möglicher Spätkomplikationen im LWS-Bereich Absatzerhöhungen.
3. Sie verlängern den rechten Femur operativ.
4. Sie verkürzen den linken Femur operativ.
5. Keine der obigen Antworten.

L
3.

K
Auch wenn prinzipiell die Verkürzung den risikoärmeren Eingriff darstellt, ziehen wir in diesem Falle die Verlängerung der kürzeren Seite vor. Neben der absoluten Körpergröße spielen die Körperproportionen eines Menschen eine wichtige Rolle in der Gesamterscheinung. Es gilt daher, den Fehler zu korrigieren und nicht den einfacheren Eingriff durchzuführen.

18 *Verschiedene Implantate erfordern eine unterschiedlich lange Verweildauer im menschlichen Körper. Ordnen Sie die unten stehenden Zeitabschnitte den entsprechenden Osteosynthesen zu:*

1. Metallentfernung nach ca. 8 Wochen.
2. Metallentfernung nach ca. 12 Monaten.
3. Metallentfernung nach ca. 24 Monaten.
4. Keine Metallentfernung

a) Femurfraktur nach ca. 24 Monaten
b) Drahtcerclage zur Verstärkung des Lig. patellae,
c) Unterschenkelfraktur,
d) Stellschraube zur Syndesmosenfixation,
e) subchondrale Talus-flake-Verschraubung,
f) Patellacerclage.

A
a: ....
b: ....
c: ....
d: ....
e: ....
f: ....

L
a): 3.
b): 1.
c): 2.
d): 1.
e): 4.
f): 2.

K
Ad e): Zur Entfernung der Talus-flake-Schrauben ist oft eine Malleolarosteotomie notwendig, zudem sind die Schrauben häufig so stark von Knorpel überwachsen, daß mit der Metallentfernung mehr Schaden als Nutzen angerichtet würde.

19 *a) Bei der Entnahme eines kortikospongiösen Spans aus dem vorderen Beckenkamm kann als Komplikation eine Hypästhesie am lateralen Oberschenkel auftreten,*
b) da der N. glutaeus superior in unmittelbarer Nähe des äußeren Beckenkamms verläuft und gedehnt oder verletzt werden kann.

A
1. a) richtig b) richtig
2. a) richtig b) falsch
3. a) falsch b) richtig
4. a) falsch b) falsch

L
2.

K
Es ist der N. cutaneus femoris lateralis, der die Außenseite des Oberschenkels sensibel innerviert. Er kann durch Zug am Hohmann-Haken gedehnt oder verletzt werden.

20 *Zeichnen Sie bei der folgenden Schrägfraktur die korrekte Plattenlage, die erste Schraube, sowie das Plattenspanngerät ein!*

A

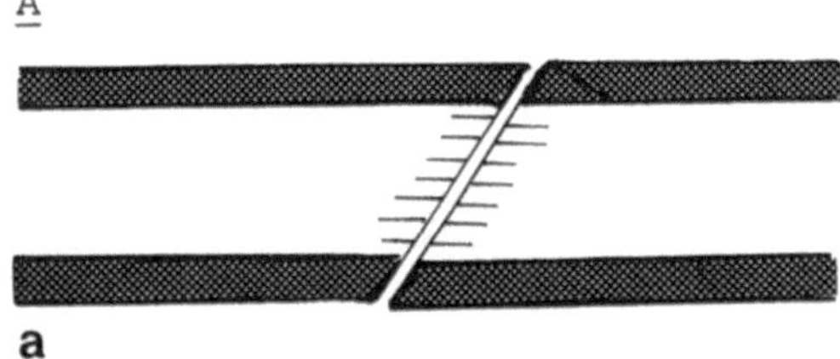

Abb. 1.3a

L
Abb. 1.3b

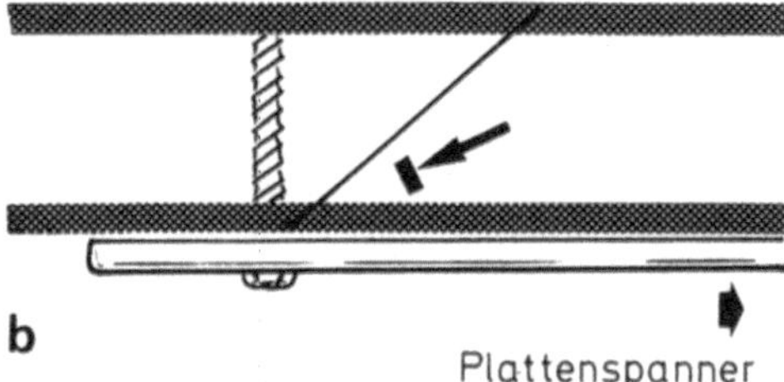

Abb. 1.3b

K
Bei Nichteinhalten der obigen Anordnung, wie z.B. in Abb. 1.3c dargestellt, erfolgt nach Ausübung der Kompression notgedrungenerweise eine Verschiebung der Fragmente gegeneinander (Abb. 1.3d). Es ist also bei einer Schrägfraktur keineswegs gleichgültig, auf welcher Seite die Kompression ausgeübt wird.

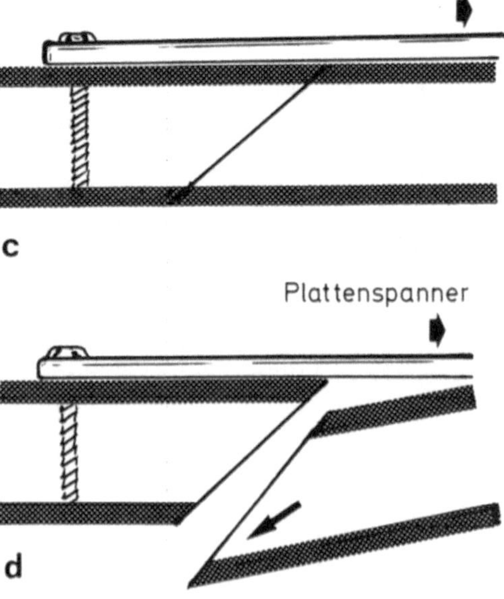

Abb. 1.3 c,d

21 *Zählen Sie 5 Schritte in der richtigen Reihenfolge auf, die Sie beim Anbringen einer Zugschraube ausführen (4,5 mm Kortikalisschraube):*

A
1: ....
2: ....
3: ....
4: ....
5: ....

L
1. Bohren des Gleitlochs mit einem 4,5-mm-Bohrer.
2. Einsetzen der Steckbohrbüchse.
3. Bohren des Gewindelochs mit einem 3,2-mm-Bohrer (Kopfraumfräse).
4. Längenmessung.
5. Gewindeschnitt.

22 *Zeichnen Sie die ideale Lage einer Zugschraube bei der nachstehenden Fraktur ein (gemäß AO-Empfehlung).*

A

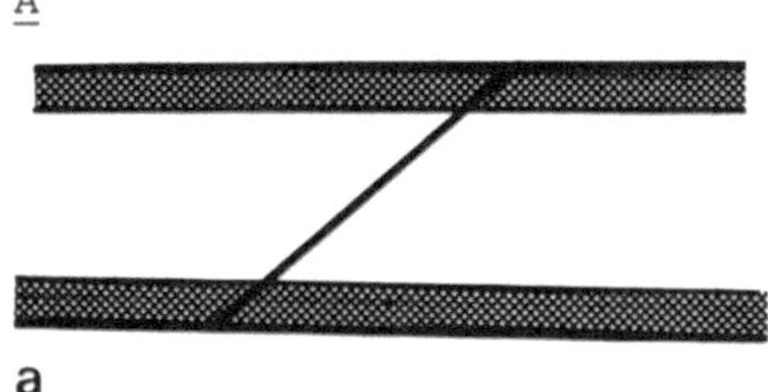

a

Abb. 1.4a

L

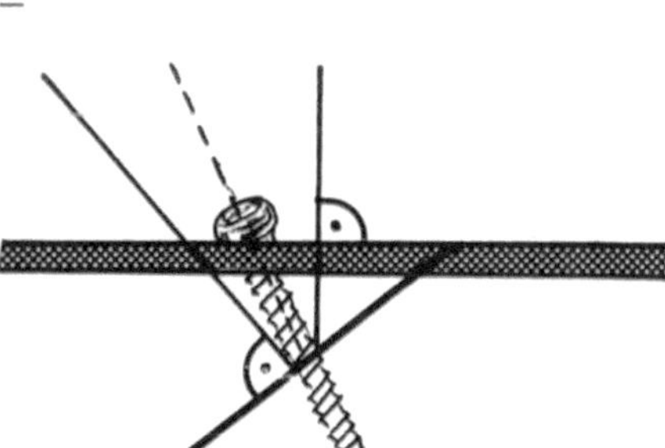

b

Abb. 1.4b

K
Die Schraube hat in der Richtung der Winkelhalbierenden zwischen der Senkrechten zur Schaftachse und der Senkrechten zum Frakturspalt zu liegen. Nur auf diese Weise kann das Auftreten von Scherkräften vermieden werden.

23 *Zeichnen Sie die ideale Lage einer Kondylenplatte im unten abgebildeten proximalen Femur ein.*

A

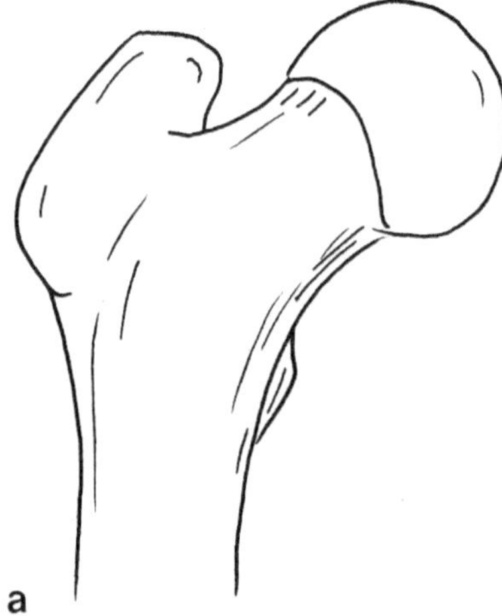

Abb. 1.5a

L

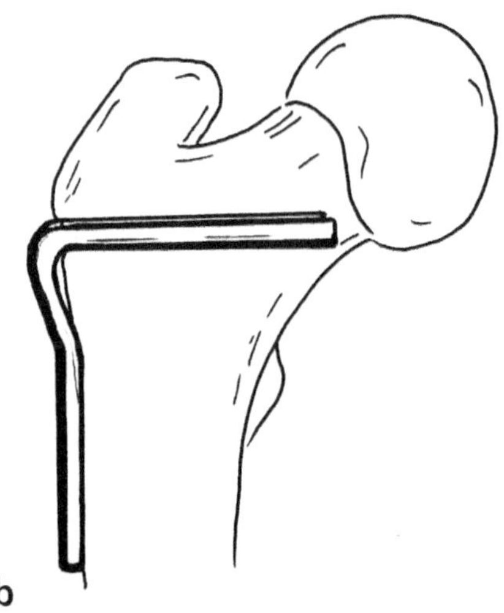

Abb. 1.5b

K
Die Kreuzungsstelle der Zug- und Drucklamellen ist besonders widerstandsfähig. Das Plattenende soll kaudal davon zu liegen kommen. Auf diese Weise wird auch die Blutversorgung von kranial nicht gefährdet.

24 *Der Fixateur externe ist speziell für die*
a) Fixation von Arthrodesen und Osteotomien geeignet.
b) Zur Entfernung der Steinmann-Nägel muß allerdings eine erneute Narkose in Kauf genommen werden.

A
1. a) richtig b) richtig
2. a) richtig b) falsch
3. a) falsch b) richtig
4. a) falsch b) falsch

L
2.

K
Der Fixateur externe eignet sich ausgezeichnet zum Fixieren von Arthrodesen; insbesondere sind auch nachträglich kleinere Stellungskorrekturen möglich. Im allgemeinen können die Steinmann-Nägel auch bei schmerzempfindlichen Patienten ohne Narkose entfernt werden. Es ist darauf zu achten, daß beim Lösen der Kompressionswirkung des Fixateurs langsam vorgegangen wird.

25 *Welche der unten angegebenen Aussagen treffen bezüglich des Fixateur externe zu?*

A

1. Frühmobilisation ist auch bei ausgedehnten Frakturen dank genügender Stabilität möglich.
2. Die Stabilität reicht nur zur Wundheilung und zur Sanierung der Weichteile aus. Eine Teilbelastung ist nicht möglich.
3. Durch die Nageleintrittsstellen besteht eine erhebliche Infektionsgefahr.
4. Es kann mit dem Fixateur externe Zug und Druck angewandt werden.
5. Die Reposition der Frakturen an der Tibia ist mit dem Fixateur externe einfacher als mit der Plattenosteosynthese.

L

1. und 4.

K

Bei korrekter Anwendung erlaubt die erzielte Stabilität beim Fixateur externe ohne weiteres Teilbelastung. Die Infektionsgefahr ist bei täglicher Pflege unbedeutend.

26 *Welche der unten angegebenen Verletzungen oder Operationen stellt keine Indikation für den Fixateur externe dar?*

A

1. Offene Trümmerfraktur.
2. Femurquerfraktur.
3. Kniearthrodese.
4. Verlängerungsosteotomie.
5. Weichteilquengelung (Korrektur der Spitzfußdeformität).

L

2.

27 *Unter Verbundosteosynthese versteht man:*

A
1. Kombination von Platten- und Drahtosteosynthesen.
2. Kombination von Metall- und Zementosteosynthesen.
3. Osteosynthesen bei Arthrodesen.
4. Verbindung von Fixateur externe mit Schraubenosteosynthese.
5. Keine der obigen Möglichkeiten.

L
2.

K
Die Verbundosteosynthese ist v.a. indiziert bei massiver Osteoporose, bei mangelndem Schraubenhalt bzw. bei Tumoren mit ausgedehntem Knochendefekt, der durch den Zement ersetzt werden kann (z.B. Wirbelkörper). Die Verbundosteosynthese stellt in jedem Fall eine Notlösung dar.

28 *Ordnen Sie die untenstehenden zeitlichen Angaben den einzelnen postoperativen Etappen zu.*

1. Sofort.
2. Nach 48 h.
3. 4. - 5. Tag.
4. 10. - 14. Tag.

a) Drainageentfernung.
b) 1. Verbandwechsel.
c) Zirkulationskontrolle.
d) Fadenentfernung.

A
1: ....
2: ....
3: ....
4: ....

L
1: c)
2: a)
3: b)
4: d)

K
Besonderes Gewicht sollte auf den 1. Verbandwechsel am 4. - 5. Tag gelegt werden. (Häufiges Anschauen der Wunde führt nicht automatisch zu einer besseren Heilung).
Drainagen sollten nach spätestens 48 h entfernt werden, da ansonsten eine retrograde Infektion entlang der Schlauchkanäle zu befürchten ist.

29 *Am 3. postoperativen Tag nach einer Femurplattenosteosynthese stellen Sie eine massive Schwellung des Operationsgebietes fest. Die frische Naht steht unter erheblicher Spannung, die Haut wirkt glänzend. Eine eigentliche Fluktuation können Sie jedoch nicht feststellen. Hingegen bestehen Schmerzen und lokale Überwärmung. Allgemeine Entzündungszeichen sind nicht nachweisbar.*
Was unternehmen Sie?

A
1. Antibiotikatherapie.
2. Abwarten, bis eine Flutuation auftritt, und anschließend Punktion in Lokalanästhesie.
3. Lokale Eisapplikation, resorptionsfördernde Medikamente.
4. Operative Ausräumung des vermuteten Hämatoms.
5. Weiter Abklärung (Röntgen, CT usw.).

L
4., (1.)

K
Falls eine akute primäre Infektion ausgeschlossen werden kann, dürfte es sich bei diesem Krankheitsbild am ehesten um ein postoperatives Hämatom handeln. Hämatome bilden Bakteriennährböden. Wir ziehen in einer solchen Situation die konsequente und sofortige Ausräumung unter streng aseptischen Bedingungen vor. Eine Antibiotikatherapie kann nur von beschränkter Wirkung sein, da im Hämatom selbst keine wesentlichen Konzentrationen erreicht werden.

30 *Ordnen Sie die Aussagen den entsprechenden Frakturformen zu:*
1. Offene Fraktur 1. Grades.
2. Offene Fraktur 2. Grades.
3. Offene Fraktur 3. Grades.

a) Können wie geeschlossene Frakturen behandelt werden.
b) Kombiniert mit ausgedehnten Weichteilnekrosen, bzw. Schädigungen.
c) Hautdurchtrennung von außen nach innen.

A
1: ....
2: ....
3: ....

L
1: a)
2: c)
3: b)

31 *Folgende Aussagen treffen für offene Frakturen zu:*

A
1. Es sollte notfallmäßig ein Débridement und nach Weichteilheilung eine Osteosynthese durchgeführt werden.
2. Bei der operativen Revision sollte möglichst auf Erhaltung sämtlicher Weichteile geachtet werden.
3. Es wird notfallmäßig am besten eine Stabilisierung und ein Débridement sowie ein primärer Hautverschluß angestrebt.
4. Die Frakturreposition tritt zugunsten einer Frakturstabilisierung und damit der Weichteilheilung in den Hintergrund.
5. Solche Frakturen sollten möglichst vom chirurgischen Vorgehen verschont bleiben.

L
3., 4.

K
Auf jeden Fall ist auf die Erhaltung einer möglichst aseptischen Handlungsweise zu achten. Wichtig ist ein ausgedehntes Débridement mit Entfernung sämtlicher gefährdeter Weichteile. Ziel der Behandlung ist der Erhalt einer gesunden Weichteildecke. Dies wird bei stabiler Fraktur erleichtert.

32 *a) Beim Auftreten eines Infekts nach Plattenosteosynthese sind auch stabile Implantate im Infektbereich zu entfernen.*
b) Nur ein ausgedehntes lokales Débridement hat Chancen auf Infektbeherrschung.

A
1. a) richtig b) richtig
2. a) richtig b) falsch
3. a) falsch b) richtig
4. a) falsch b) falsch

L
3.

K
Eine stabile Osteosynthese muß auch im Infektionsgebiet nicht entfernt werden. Hingegen sind sämtliche nekrotischen Weichteile oder Knochenfragmente zu entfernen, da diese als Nährböden für Bakterien die Infektion unterhalten können.

33 *a) Beim Anlegen einer Spül-Saug-Drainage aufgrund eines Infektes sollte eine Per-secundam-Heilung mit Offenlassen der Wunde angestrebt werden.*
b) Eine genaue Bilanz der Spülflüssigkeit ist unumgänglich.

A
1. a) richtig b) richtig
2. a) richtig b) falsch
3. a) falsch b) richtig
4. a) falsch b) falsch

L
3.

K
Der Sinn der Spül-Saug-Drainage ist die Ermöglichung eines primären Wundverschlusses; dies allerdings nach ausgedehntem Débridement und unter Vermeidung des Zurücklassens nekrotischer Fragmente.
Eine exakte Bilanz der Spülflüssigkeit sollte durchgeführt werden, da bei Retention von Spülflüssigkeit der lokale Druck ansteigt, was zu einer Beeinträchtigung der Vitalität führt.

34 *Wie lange belassen Sie eine Spül-Saug-Drainage mit Antibiotikazusatz bei der Infekttherapie nach Osteosynthese im allgemeinen (nach AO-Richtlinien)?*

A
1. 1 - 2 Tage.
2. 4 - 5 Tage.
3. 6 - 8 Tage.
4. Mehr als 10 Tage.

L
2.

K
Es wird empfohlen, der Spülflüssigkeit ca. 2 Tage lang Antibiotika zuzusetzen. Danach sollte 2-3 Tage mit reiner Ringer-Lösung gespült werden. Nach Ablauf dieser Zeit sollte die Spülung abgehängt und die zuführenden Leitungen sollten als Saugdrainagen für weitere 1-2 Tage verwendet werden.

35 *In Abb. 1.6 ist ein distaler Femur abgebildet. Das 16jährige Mädchen ist aus einem südlichen Nachbarland vor einiger Zeit eingewandert. Anamnestisch lassen sich Schmerzen und geringe Schwellungstendenz des Knies seit Jahren nachweisen. Klinisch finden sich typische Zeichen mit Verdickung des Knies, verstrichenen Konturen, Schwellungen seitlich und proximal der Patella und eine hochgradige Atrophie der Oberschenkelmuskulatur. Zusammen mit der erhöhten Blutsenkung stellen Sie folgende Verdachtsdiagnose*

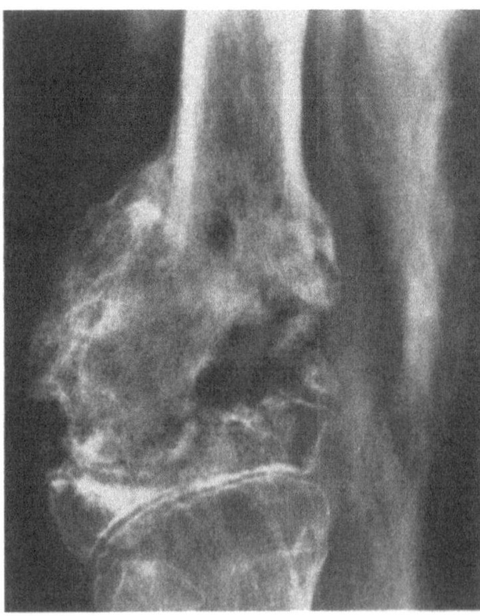

Abb. 1.6

A

1. Blutergelenk.
2. Riesenzelltumor.
3. Posttraumatische Veränderung.
4. Tuberkulose.
5. Ewing-Sarkom.

L

4.

K

Derartige Bilder sind durch die mäßige Impfung und die Frühdiagnosen der pcP in den Industrieländern selten geworden. Die Diagnosestellung wird mittels Erregernachweis aus dem Punktat bzw. durch die Biopsie gelingen.

36 *Ordnen Sie den unten angeführten Stoffwechselstörungen die entsprechenden Aussagen zu.*

1. Renale Rachitis.
2. Rachitis.
3. Osteomalazie.
4. Hyperparathyreoidismus.

a) Becherförmige Ausweitung der Metaphyse.
b) Therapieresistenz auf Vitamin D, C.
c) Entkalkung des ganzen Skeletts mit multiplen schleichenden Frakturen.
d) Braune Tumoren infolge von Blutungen in Zysten.

A
1: ....
2: ....
3: ....
4: ....

L
1: b)
2: a)
3: c)
4: d)

37 *Folgende Aussagen treffen für den M. Paget zu:*

A
1. Das Manifestationsalter liegt zwischen dem 2. und 3. Lebensjahrzehnt.
2. Röntgenologisch zeigt sich eine vermehrte Knochendichte.
3. Es besteht eine verzögerte Knochenbruchheilung.
4. Maligne Entartung ist möglich.
5. Es kommt zu multiplen schleichenden Frakturen.

L
2. und 4.

K
Es handelt sich häufig um einen Zufallsbefund; insgesamt sind ca. 3% der über 40jährigen betroffen, wobei das männliche Geschlecht häufiger vertreten ist.

38 *Nennen Sie 3 Indikationen für eine Verbundosteosynthese.*

A
1: ....
2: ....
3: ....

L
1. Pathologische Frakturen.
2. Hochgradige Osteoporose bei älteren Patienten.
3. Prophylaktische Osteosynthese bei Tumoren.

K
Der massive Fremdkörper und das erhöhte Frakturrisiko infolge beeinträchtigter Knochenvitalität verbieten es, die Verbundosteosynthese bei jüngeren Patienten anzuwenden.

39 *Das nachfolgende Röntgenbild (Abb. 1.7) wird Ihnen von einem Kollegen zugesandt. Die Aufnahme stammt von einem 12-jährigen Jungen aus einer Gastarbeiterfamilie, die ihren Sohn wegen zunehmender Deformität der langen Röhrenknochen dem Arzt vorgestellt hatte. Welche Verdachtsdiagnose stellen Sie?*

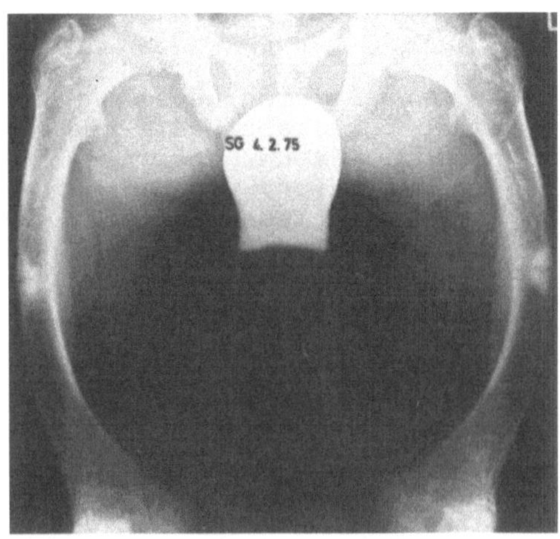

Abb. 1.7

A
1. Osteogenesis imperfecta.
2. Hyperparathyreodismus (Osteodystrophia fibrosa generalisata).
3. Rachitis.
4. Paget-Erkrankung.
5. Osteofibrosis deformans juvenilis (Jaffé-Lichtenstein-Erkrankung)

L
3.

K
Es handelt sich um eine typische rachitische Deformität mit säbelförmiger Verbiegung der langen, tragenden Röhrenknochen. Typisch sind auch die Ermüdungsfrakturen in der Konvexität der Verbiegung. Blutuntersuchungen würden eine Erhöhung der Serumphosphatase ergeben.
Die Osteogenesis imperfecta weist eher multiple Frakturen als charakteristische Deformitäten auf. Die Osteodystrophie beruht auf einer Stoffwechselstörung durch erhöhte Ausschüttung von Nebenschilddrüsenhormon. Die Paget-Erkrankung weist eine typische grobsträhnige Struktur der Spongiosaanteile auf, und die Osteofibrosis deformans juvenilis zeigt eine große, wabigzystische Auftreibung der langen Röhrenknochen.

40 *Zählen Sie 4 Ermüdungsfrakturen mit den typischen Lokalisationen auf:*

A
1: ....
2: ....
3: ....
4: ....

L
1. Sog. "Marschfrakturen" (Ossa metatarsalia II und III).
2. Schenkelhals.
3. Femur- und Tibiaschaft.
4. Tibiakopf.
5. Schambein.
6. Querfortsätze der LWS.
7. Dornfortsatz C 7.

41 *Folgende Aussagen treffen auf Patienten mit Schädel-Hirn-Trauma und zusätzlichen Knochenfrakturen zu:*

A
1. Sie sind besonders anfällig für Fettembolien.
2. Sie neigen vermehrt zu extraossären Verkalkungen.
3. Sie sollten prinzipiell sekundär operativ versorgt werden.
4. Sie weisen eine besonders schnelle Frakturheilung auf.
5. Sie erleiden häufig erneute Frakturen aufgrund ihrer Krampfneigung.

L
2.

K
Aus nicht bekannter Ursache neigen Patienten mit Schädel-Hirn-Trauma, insbesondere diejenigen, die (bewußtlos) längere Zeit auf der Intensivstation behandelt wurden, zu massiven extraossären Verkalkungen, die schwer therapierbar sind.

42 *Ordnen Sie die entsprechenden Substrate den einzelnen Mißbildungen der Gliedmaßen zu:*

1. Amelie.
2. Phokomelie.
3. Apodie.
4. Adaktylie.

a) Fehlende Gliedmaße.
b) Fehlender Humerus und Vorderarm bzw. Oberschenkel und Unterschenkel.
c) Fehlender Finger.
d) Fehlender Fuß.

A
1: ....
2: ....
3: ....
4: ....

L
1: a)
2: b)
3: d)
4: c)

43 *Zählen Sie die 3 Hauptzonen auf, aus denen sich die Epiphysenfuge zusammensetzt:*

A
1: ....
2: ....
3: ....

L
1. Wachstumszone.
2. Knorpelige Umwandlungszone.
3. Verknöcherungszone.

44 *Einzelne Epiphysenfugen der unteren Extremität tragen in verschiedenem Ausmaß zum Gesamtwachstum bei.*
Ordnen Sie die angegebenen Epiphysenfugen entsprechend ihrem Beitrag zum Längenwachstum an.

a) Proximale Femurepiphysenfuge.
b) Distale Femurepiphysenfuge.
c) Proximale Tibiaepiphysenfuge.
d) Distale Tibiaepiphysenfuge.

A
1: ....
2: ....
3: ....
4: ....

L
1: b) (70%).
2: c) (55%).
3: d) (45%).
4: a) (30%).

45 *Ordnen Sie die Epiphysenfugen entsprechend ihrem Beitrag zum Längenwachstum der oberen Extremität an.*

a) Proximale Humerusepiphysenfuge.
b) Distale Humerusepiphysenfuge.
c) Proximale Vorderarmepiphysenfuge.
d) Distale Vorderarmepiphysenfuge.

A
1: ....
2: ....
3: ....
4: ....

L
1: a) (80%).
2: d) (75%).
3: c) (25%).
4: b) (20%).

46 *a) Bei der vollständigen traumatologischen Epiphysiolyse tritt eine Wachstumsstörung ein,*
b) da eine Zerstörung der Wachstumszone erfolgt.

A
1. a) richtig b) richtig
2. a) richtig b) falsch
3. a) falsch b) richtig
4. a) falsch b) falsch

L
4.

K
Bei der Epiphysiolyse bleibt die Wachstumszone epiphysär der Lösung, so daß die Wachstumszone unbeschädigt bleibt. Eine Wachstumsstörung tritt nur dann ein, wenn durch die Lyse das epiphysiale Gefäß geschädigt wird, was in der Regel nicht der Fall ist.

47 *Die Frakturheilung in Epiphysenfugennähe weist eine spezielle Problematik auf, die direkt mit der Blutversorgung korreliert ist. Ordnen Sie den jeweiligen Verletzungstypen die entsprechenden Prognosen zu.*

1. Beschädigung der epiphysialen Gefäße.
2. Beschädigung der metaphysialen Gefäße.
3. Beschädigung der perichondralen Gefäße.

a) Vorübergehende Wachstumsstörung, eventuelle Wachstumsverzögerung.
b) Bleibende Wachstumsstörung.
c) Kein Einfluß auf das Wachstum.

A
1: ....
2: ....
3: ....

L
1: b)
2: a)
3: c)

K
Beachten Sie, daß die separate Arterie des Perichondriums keinen Einfluß auf das Wachstum hat.

48 *Die häufigste orthopädisch-geburtstraumatische Verletzung ist:*

A
1. Obere Armplexuslähmung (Duchenne-Erb-Lähmung).
2. Schulterluxation.
3. Klavikulafraktur.
4. Epiphysenverletzung.
5. Fraktur langer Röhrenknochen (Femur).

L
3.

K
Die Klavikulafraktur ist die häufigste geburtstraumatische Verletzung und wird oft übersehen. Sie wird durch die angelegte Zange oder den Fingerdruck bei manueller Entbindung verursacht.

49 *Ordnen Sie den angegebenen Mißbildungen die entsprechenden Aussagen zu.*

1. Meningozystozele.
2. Myelozele.
3. Myelozystozele.
4. Spina bifida.

a) Freiliegende Nervensubstanz.
b) Sackartige Vorwölbung der Hirnhäute bei normaler neuraler Substanz.
c) Freiliegendes Nervensubstrat mit ballonartiger Auftreibung.
d) Einfache ossäre Hemmungsmißbildung.

A
1: ....
2: ....
3: ....
4: ....

L
1: b)
2: a)
3: c)
4: d)

50 *Ordnen Sie den einzelnen neurologischen Krankheitsbildern die entsprechende Lähmungsform zu:*

1. Poliomyelitis.
2. Zerebrale Parese.
3. Periphere Nervenläsion.
4. Querschnittsläsion, Spätstadium.

a) Verminderte Sensibilität, spastische Lähmung.
b) Verminderte Sensibilität, schlaffe Lähmung.
c) Schlaffe Lähmung.
d) Spastische Lähmung.

A
1: ....
2: ....
3: ....
4: ....

L
1: c)
2: d)
3: b)
4: a)

51 *Geben Sie eine allgemein gehaltene Beschreibung der Ursache der Arthrose.*

A
....

L
Mißverhältnis zwischen mechanischer Resistenz der tragenden Anteile eines Gelenks und der mechanischen Beanspruchung.

52 *Der anamnestisch häufig angegebene "Anlaufschmerz" ist ein charakteristisches klinisches Zeichen für folgende Krankheiten:*

A
1. pcP.
2. Gicht.
3. Arthrose.
4. Osteoporose.
5. Osteoidosteom.

L
1., 3.

K
Ein klassisches Beispiel für die Angabe des "Anlaufschmerzes" ist die Koxarthrose. Die ersten Schritte am Morgen oder nach längerem Sitzen sind schmerzhaft. Bei der progressiven chronischen Polyarthritis werden "Anlaufschmerzen" häufig auch in den Fingergelenken angegeben.

53 *Zählen Sie 4 typische röntgenologische Merkmale bei fortgeschrittener Koxarthrose auf:*

A
1: ....
2: ....
3: ....
4: ....

L
1. Gelenkspaltverschmälerung.
2. Subchondrale Sklerosierung.
3. Zystenbildung.
4. Entrundung des Kopfes.

Fakultative weitere Zeichen sind: Protrusion, Osteophyten, Ankylosierung.

54 *Welche Aussage trifft auf den in der Röntgendiagnostik der Wirbelsäulenpathologie vorkommenden Ausdruck "Halsband des Hündchens" zu?*

A
1. Entspricht der Defektbildung der Bogenwurzel bei Spondylolyse.
2. Hat keinerlei pathologische Bedeutung. Bezeichnet eine Formvariante der kleinen Wirbelgelenke.
3. Entspricht der Defektbildung der interartikulären Portion bei Spondylolyse.
4. Bezeichnet die röntgenologische Erscheinung asymmetrisch gestellter, kleiner Gelenke (L 5/S 1).
5. Bezeichnet die röntgenologische Erscheinung des unvollständigen Bogenschlusses der LWS.

L
3.

K
Das Halsband wird in der Schrägaufnahme der entsprechenden Wirbelsäulenregion sichtbar. Es bezeichnet die Unterbrechung der ossären Struktur bei Spondylolyse im Bereich der interartikulären Portion. In ca. 80% der Fälle ist L 5 betroffen.

55 *Für einen Beckenschiefstand im Stehen trifft folgende Aussage* ***nicht*** *zu:*

A
1. Er ist Ausdruck einer reellen Beinlängendifferenz.
2. Er ist symptomatisch für eine skoliotische Fehlhaltung der Lendenwirbelsäule.
3. Er ist Ausdruck einer funktionellen Beinlängendifferenz.
4. Er kann posttraumatisch nach Beckenfraktur auftreten.

L
2.

K
Normalerweise tritt die Skoliose der unteren Wirbelsäule als Folge und nicht als Ursache des Beckenschiefstands auf.

56 *Zur Bestimmung der Beinachse werden die Mittelpunkte der Gelenke von Hüfte, Knie und oberem Sprunggelenk als Referenzpunkte genommen. Sie befinden sich physiologischerweise:*

A
1. In einer geraden Linie.
2. Einem physiologischen Valgus entsprechend befindet sich der Kniemittelpunkt medial der Linie Hüfte - oberes Sprunggelenk.
3. Der Mittelpunkt des Hüftgelenks befindet sich medial der Achse Knie - oberes Sprunggelenk.
4. Das obere Sprunggelenk befindet sich lateral der Verbindungslinie Knie - Hüfte.

L
1.

K
Die Gelenkmittelpunkte sind physiologischerweise in einer Linie (sog. Mikulicz-Linie).

57 *Das Trendelenburg-Zeichen kann aufgrund folgender Ursachen positiv sein.*

A
1. Coxa vara.
2. Zustand nach Zerstörung der Kopfepiphysenfuge.
3. Akute Hüftkopfepiphysenlösung.
4. Bursitis trochanterica.
5. Bursitis iliopsoica.

L
1. und 2.

K
Das Trendelenburg-Zeichen wird positiv bei Insuffizienz der Hüftabduktoren. Neben der absoluten Insuffizienz neurogener oder lokaler Art besteht bei Coxa vara eine relative Insuffizienz. Diese kann unter anderem auch dann auftreten, wenn der Trochanter im Verhältnis zum Schenkelhals ein grösseres Wachstum aufweist.

58 *Ordnen Sie den angegebenen physiotherapeutischen Therapiemöglichkeiten die entsprechende Wirkungsweise zu:*

1. Elektrische Stimulation.
2. Gehbad.
3. Wärmeapplikation.
4. Kälteapplikation.

a) Förderung der Reinnervation.
b) Kontraindikation bei akuten Entzündungen.
c) Rehabilitation bein insuffizientem Gehapparat.
d) Analgetische Wirkung.

A
1: ....
2: ....
3: ....
4: ....

L
1: a)
2: c)
3: b)
4: d)

Kapitel 2

Schulter

59 *a) Beim "Säbelschnittzugang" zur Schulter (lateraler Bogenschnitt) sollte der M. deltoideus in Faserrichtung gespalten werden,*

b) da bei querer Durchtrennung eine erhebliche postoperative Muskelschwäche zu befürchten ist.

A
1. a) richtig b) richtig
2. a) richtig b) falsch
3. a) falsch b) richtig
4. a) falsch b) falsch

L
3.

K
Die Spaltung des M. deltoideus in Faserrichtung ist riskant, da ca. 5 cm distal der Akromionspitze der N. axillaris an der Unterfläche des M. deltoideus einstrahlt; deshalb sollte dieser Muskel quer am Akromion abgelöst werden, jedoch muß der Reinsertion größte Beachtung geschenkt werden.

60 *a) ein vertikaler Hautschnitt zur Versorgung einer Klavikulafraktur ist einem der Klavikula parallellaufenden Schnitt vorzuziehen,*

b) da parallel zur Klavikula verlaufende Schnitte eher zur Keloidbildung neigen.

A
1. a) richtig b) richtig
2. a) richtig b) falsch
3. a) falsch b) richtig
4. a) falsch b) falsch

L
2.

K
Die Hautnerven in dieser Region laufen parallel mit den Muskelfasern des M. deltoideus und des M. trapezius. Sie überqueren die Klavikula somit von kranial nach kaudal. Bei einem senkrechten Schnitt ist somit weniger mit einer Sensibilitätsstörung zu rechnen.
Die Keloidbildung in der Schultergegend ist eher vom Alter als von der Schnittführung abhängig.

61 *Bei der Präparation des Schultergelenks von ventral muß am kaudalen Rand des M. subscapularis besonders auf folgende Strukturen geachtet werden:*

A
1. A. profunda brachii.
2. A. thoracoacromialis (R. deltoideus).
3. A. circumflexa humeri anterior.
4. A. brachialis.

L
3.

K
Die A. circumflexa humeri wird begleitet von einem kräftigen Venenkonvolut am kaudalen Anteil des M. subscapularis. Um eine erhebliche Blutung zu vermeiden, muß bei der Präparation in dieser Region eine Ligatur gelegt werden.

62 *Benennen Sie die mit Ziffern bezeichneten Muskelansätze in der nachfolgenden Abbildung eines proximalen Humerus in der Ansicht von posterolateral (Abb. 2.1):*

L
1. M. supraspinatus.
2. M. subscapularis.
3. M. pectoralis major.
4. M. infraspinatus.
5. M. teres minor.

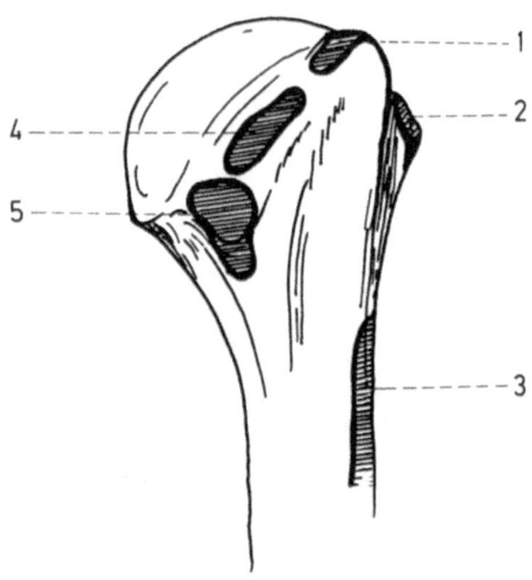

Abb. 2.1

A
1: ....
2: ....
3: ....
4: ....
5: ....

63 *Welche der folgenden Klavikulafrakturen wird am ehesten operativ versorgt?*

A
1. Mittleres Drittel, Querfraktur.
2. Mittleres Drittel, Trümmerfraktur.
3. Mediale Klavikulafraktur, disloziert.
4. Laterale Klavikulafraktur, disloziert.

L
4.

K
Generell sollten die Klavikulafrakturen konservativ versorgt werden. Oft sind jedoch die akromioklavikulären Bänder bei lateraler Klavikulafraktur mitbeteiligt. Eine temporäre Ruhigstellung mit axialer Kirschner-Drahtspickung kann in diesen Fällen indiziert sein.

64 *Ein 60jähriger Patient sucht Sie wegen Sturzes auf die rechte Schulter und persistierender Beschwerden in diesem Bereich auf. Sie finden eine schmerzhafte Abduktionshemmung über 80°, im übrigen präsentiert sich die Schulter klinisch und röntgenologisch unauffällig.*
Welche Verdachtsdiagnose stellen Sie?

A
1. Periarthritis humeroscapularis.
2. Bursitis calcarea subdeltoidea.
3. Zustand nach Subluxation mit Spontanreposition.
4. Rotatorenmanschettenruptur.
5. Bizepssehnenausriß.

L
4.

K
Die im Alter meistens vorgeschädigte und degenerativ veränderte Sehne der Rotatorenmanschette kann schon durch geringe Traumata rupturieren. Der diagnostische Nachweis erfolgt mittels Arthrographie oder Arthroskopie.

65 *Bei chronischer Rotatorenmanscheteninsuffizienz sind folgende Kriterien von diagnostischer Bedeutung:*

A
1. Unfähigkeit, den Arm bis 90° zu abduzieren.
2. Unfähigkeit, den Arm in mehr als 90° Abduktion aktiv ausgestreckt zu halten.
3. Austritt von Kontrastmittel in die Bursa subacromialis bei der Arthrographie.
4. Verlust von mehr als 50% des Bewegungsumfangs in der Schulter.
5. Tiefstand des Humeruskopfes im a.-p.-Röntgenbild.

L
2., 3.

K
Ad 4.: Gerade bei chronischen Zuständen kann die Bewegungsfreiheit weitgehend durch das skapulothorakale Gelenk kompensiert werden.
Ad 5.: Im a.-p.-Leerbild erscheint der Humeruskopf in einem relativen Hochstand, da dem kranialen Zug des M. deltoideus unter dem Akromion keine Kraft entgegenwirkt. Klinisch kann dieser Hochstand gelegentlich von dorsal palpiert werden: das Spatium subacromialis ist auf der betroffenen Seite verschmälert.

66 *Beim chronischen Engpaßsyndrom der Schulter ist v.a. die folgende anatomische Einheit für die Einengung verantwortlich:*

A
1. Lig. suprascapulare.
2. Lig. coracoacromiale.
3. Lig. coracohumerale.
4. Erste Rippe.
5. M. scalenus anterior.

L
2.

K
Neben der Unterfläche des Akromions ist das Lig. coracoacromiale für den Engßaß verantwortlich. Das "impingement syndrome" kann daher mit der Resektion dieses Ligaments und der partiellen Akromioplastik symptomatisch behandelt werden.

67 *Sie bestätigen Ihrem 45jährigen Patienten mittels Schulterarthrographie die Verdachtsdiagnose der Rotatorenmanschettenruptur. Anamnestisch konnten Sie ein Trauma der Schulter vor 6 Monaten erheben. Seither bestehen ausgeprägte Nachtschmerzen und Verminderung der groben Kraft. Welches Procedere schlagen Sie vor?*

A
1. Physiotherapie: Physiotherapeutische Bewegungsgymnastik und Muskelstärkung.
2. Operative Revision der Rotatorenmanschette, Reinsertion derselben und Akromioplastik.
3. Akromioplastik zur Erweiterung des subakromialen Raumes.
4. Lokale analgetische Therapie.
5. Ruhigstellung der Schulter für 4 Wochen.

L
2.

K
Bei aktiven Patienten ist der Aufwand für eine operative Revision und Insertion sowie die aufwendige Nachbehandlung mit Abduktionsschiene, Physiotherapie und Bewegungsübungen gerechtfertigt. Bei älteren Patienten mit Beschwerden, wie z.B. Nachtschmerz, kann die alleinige Akromioplastik mit Erweiterung des subakromialen Raumes diskutiert werden.

68 *Bei der Operation nach Debeyre (1965; Mobilisation des M. supraspinatus) wegen veralteter Rotatorenmanschettenruptur sind v.a. folgende Strukturen gefährdet (mehrere Antworten möglich):*

A
1. A. subscapularis.
2. A. transversa scapulae.
3. N. axillaris.
4. N. suprascapularis.
5. N. cutaneus brachii lateralis.

L
2. und 4.

K
Beide, A. transversa scapulae und N. suprascapularis treten durch die Incisura scapulae unter dem M. supraspinatus an die Dorsalseite der Skapula.

69 *Zeichnen Sie in der nachfolgenden Skizze die schonendste Akromiotomie für die Erweiterung des Spatium subacromiale bei einer Rotatorenmanschettenläsion ein.*

A

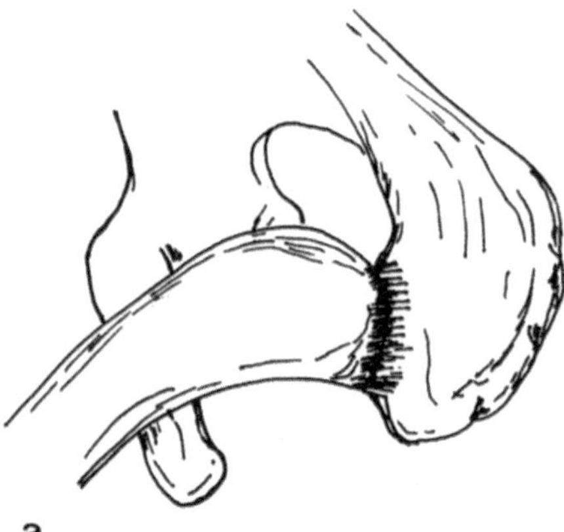

a
Abb. 2.2a

L
Sie haben folgende Möglichkeiten:

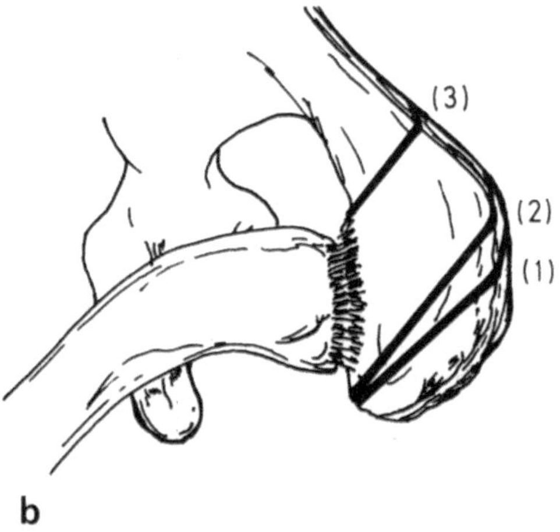

b
Abb. 2.2b

K
(1) Sollte die routinemäßige Akromiotomie darstellen.
(2) Ist für schwere Fälle mit der Notwendigkeit einer ausgedehnten Erweiterung des Spatium subacromiale vorbehalten.
(3) Stellt bereits eine Akromionektomie dar. Wegen der daraus resultierenden Instabilität im Akromioklavikulargelenk ist sie nur bei ausgedehnten degenerativen Veränderungen zulässig.

70 *Die häufigste Läsion der Rotatorenmanschette liegt im Bereich der folgenden anatomischen Struktur:*

A
1. M. infraspinatus.
2. M. supraspinatus.
3. Lig. glenohumerale.
4. M. subscapularis.
5. Lig. coracoacromiale.

L
2.

K
Die sehnigen Anteile des M. supraspinatus, weniger auch die des M. infraspinatus, sind am ehesten der Ruptur ausgesetzt, da hier die Passage unter dem Akromion am engsten ist.

71 *Im Zusammenhang mit der Schulterchirurgie wird oft von einer Beseitigung der Passagebehinderung gesprochen.*
Was versteht man darunter?

A
1. Erweiterung des Sulcus bicipitalis.
2. Vergrößerung des Pfannenradius bei Dysplasie.
3. Partielle Akromionektomie und/oder Resektion des Lig. coracoacromiale.
4. Erweiterung der Skalenuslücke.
5. Arthrolyse bei Verklebungen der Gelenkkapsel.

L
3.

K
Das schmerzhafte Passagehindernis bei Rotatorenmanschettenruptur wird einerseits durch den Humeruskopf, andererseits durch das Akromion und das Lig. coracoacromiale verursacht. Eine Erweiterung dieses Durchgangs ermöglicht Schmerzfreiheit und ist ein fundamentaler Anteil der operativen Revision der Rotatorenmanschettenruptur.

72 *Die Hill-Sachs-Läsion, 1940 von den beiden genannten Autoren erstmals erwähnt und beschrieben:*

A
1. Bezeichnet die Abscherverletzung des Labrum glenoidale nach Schulterluxation.
2. Ist synonym für die Impressionsverletzung des Humeruskopfs bei Schulterluxation.
3. Bezeichnet die Ausrißverletzung der Rotatorenmanschette am Humeruskopf.
4. Steht für die Bandverletzung bei gleichzeitiger akromioklavikulärer Luxation.
5. Bezeichnet die Abrißfraktur des Tuberculum majus.

L
2.

73 *Das Röntgenbild der Schulter im a.-p.-Strahlengang erlaubt Ihnen den Rückschluß auf folgende Anamnese (Abb. 2.3):*

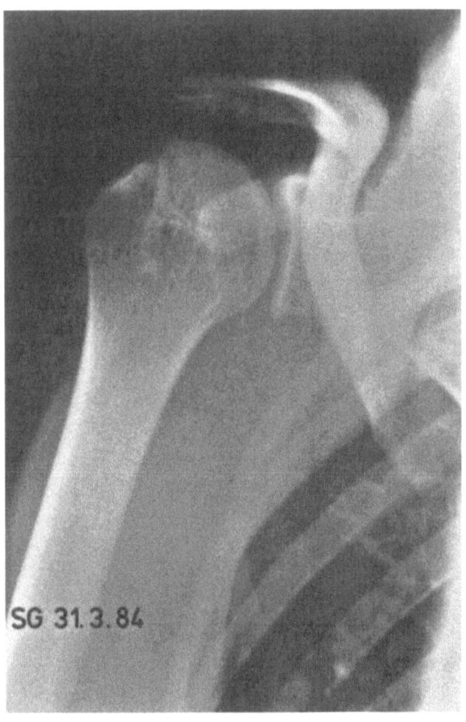

Abb. 2.3

A
1. Zustand nach akromioklavikulärer Luxation.
2. Zustand nach Klavikularfraktur.
3. Rotatorenmanschettenruptur.
4. Zustand nach Schulterluxation.
5. Zustand nach Lähmung des M. deltoideus.

L
4.

K
Der in Abb: 2.3 dargestellte Humeruskopf weist eine sog. Hill-Sachs-Läsion auf, was auf eine vorher erfolgte, vordere Schulterluxation mit entsprechender dorsokranialer Impressionsfraktur des Humeruskopfs hinweist.

74 *Für die Operation nach Putti-Platt bei habitueller Schulterluxation bietet sich am ehesten folgender Zugang an:*

A
1. Deltopektoral.
2. Ventral-axillär.
3. Ventral-transdeltoidal.
4. Lateral-transdeltoidal.
5. "Säbelschnittinzision".

L
1.

K
Die ventralen Strukturen des Schultergelenks sind am schonendsten durch den deltopektoralen Zugang zu erreichen.

75 *Neben verschiedenen Variablen, die primäre oder initiale Schulterluxation bei Erwachsenen betreffend, zeigt folgende Aussage einen direkten Zusammenhang mit der Rezidivhäufigkeit:*

A
1. Alter zur Zeit der ersten Luxation.
2. Länge der Immobilisation nach der Reposition.
3. Zeitraum zwischen Luxation und Reposition.
4. Mitverletzung von Nerven.
5. Notwendigkeit einer Anästhesie zur Reposition.

L
1.

K
Rowe konnte nachweisen, daß die Rezidivhäufigkeit in der Altersgruppe zwischen 20 und 30 Jahren am häufigsten auftritt.
Ad 2: Hierüber gibt es kontroverse Angaben. Die längere Immobilisation scheint nicht mit einer verminderten Rezidivgefahr einher zu gehen (Rowe 1956).

76 *Ordnen Sie den angegebenen Krankheitsbildern die beste Therapie zu:*

1. *Schultergelenkdestruktion bei Polyarthritis.*
2. *Omarthrose.*
3. *Rotatorenmanschettenruptur.*
4. *Habituelle vordere Schulterluxation.*
5. *Dysplastische Schultergelenkpfanne.*

a) *Spanplastik.*
b) *Gelenkprothese.*
c) *Erweiterung des Spatium subacromiale.*
d) *Arthrodese.*
e) *Humerusrotationsosteotomie.*

A
1: ....
2: ....
3: ....
4: ....
5: ....

L
1: b)
2: d)
3: c)
4: e)
5: a)

K
Unter allen Umständen sollte wegen zu starker Invalidisierung die Kombination von 1. und d) vermieden werden.

77 *Ordnen Sie paarweise die nachfolgenden Aussagen einander zu:*

1. *Bankart-Läsion.*
2. *Hill-Sachs-Läsion.*
3. *"Frozen shoulder".*
4. *Rupturierte lange Bizepssehne.*

a) *Impressionsfraktur.*
b) *Kapselschrumpfung.*
c) *Degenerative Veränderung.*
d) *Limbusläsion.*

A
1: ....
2: ....
3: ....
4: ....

L
1: d)
2: a)
3: b)
4: c)

78 *Welche der folgenden Aussagen trifft für die hintere Schulterluxation nicht zu:*

A
1. Selten als kongenitale Form auftretend.
2. Kombiniert mit Hill-Sachs-Läsion des Humeruskopfs.
3. Als "Krampfluxation" vorkommend bei Epileptikern.
4. Selten traumatisch auftretend.
5. Häufig mit Pfannendysplasie vorkommend.

L
2.

K
Die Impressionsfraktur im dorsokranialen Anteil des Humeruskopfs (Hill-Sachs-Läsion) wird typischerweise bei der vorderen Schulterluxation vorgefunden.

79 *Geben Sie die Maße der Idealstellung einer Schulterarthrodese an:*

A
1. Bezüglich der Ab- und Adduktion.
2. Bezüglich der Innen- und Außenrotation.
3. Bezüglich der Elevation.

L
1. Abduktion: 50°.
2. Außenrotation: 10°.
3. Elevation: 25°.

K
Als Referenz gilt der Margo lateralis der Skapula, der mit dem Humerus bei 50° Abduktion einen Winkel von ca. 70° einzuschließen hat (nach AO-Empfehlung).

Kapitel 3
Humerus

80 *Bei einem operativen dorsalen Zugang durch den M. triceps bei Humerusfraktur wird der N. radialis in folgendem Anteil des Humerus angetroffen:*

A
1. Proximales Drittel.
2. Mittleres Drittel.
3. Distales Drittel.
4. Liegt nur ventral des Humerus.

L
2.

81 *a) Die proximalen Humerusfrakturen werden i.a. konservativ behandelt,*

b) da selten wesentliche Fehlstellungen vorkommen.

A
1. a) richtig b) richtig
2. a) richtig b) falsch
3. a) falsch b) richtig
4. a) falsch b) falsch

L
2.

K
Oft müssen beträchtliche Fehlstellungen, insbesondere bei alten Leuten mit poröser Knochenstruktur, hingenommen werden. Jedoch sind die Fehlstellungen der oberen Extremität naturgemäß weniger gravierend als die der unteren Extremität. Zudem können die posttraumatischen Bewegungsausfälle der Schulter relativ gut durch die benachbarten Gelenke ausgeglichen werden.

82 *Obwohl bei den proximalen Humerusfrakturen i.a. eine konservative Therapie gewählt wird, gibt es einige Indikationen für ein operatives Vorgehen. Zählen Sie 3 davon auf:*

A
1: ....
2: ....
3: ....

L
1. Luxationsfraktur bei Jugendlichen.
2. Hochstand des Tuberculum majus mit zu erwartender Behinderung bei Abduktion durch die Einengung des subakromialen Raums.
3. Dislozierte, nicht reponierbare Frakturen bei jungen, sportlichen Patienten.
4. Epiphysäre Frakturen mit Repositionshindernis (lange Bizepssehne).

83 *Ihr 45jähriger Patient erlitt beim Skifahren eine lange Humerustorsionsfraktur, die sich über zwei Drittel der Gesamtlänge des Humerus erstreckt. Welche der Therapiemöglichkeiten ist* *__nicht__* *indiziert?*

A
1. Alleinige Verschraubung.
2. Verschraubung mit Neutralisationsplatte.
3. Bündelnagelung.
4. Konservative Behandlung mit Gips bzw. Tutor.
5. Vorübergehende Olekranonextension und anschließend Gipsfixation.

L
1.

K
Eine alleinige Verschraubung ist bei Humerusfrakturen nie indiziert. Die relativ schwache Kortikalis mit den verhältnismäßig großen Flexionskräften garantieren keine ausreichende Stabilität des Humerus.

84 *Bei einem Skiunfall erlitt Ihre 22jährige Patientin die in der Abbildung dargestellte Humerusfraktur. Klinisch stellen Sie einen seit dem Unfall bestehenden Ausfall des N. radialis fest. Was unternehmen Sie?*

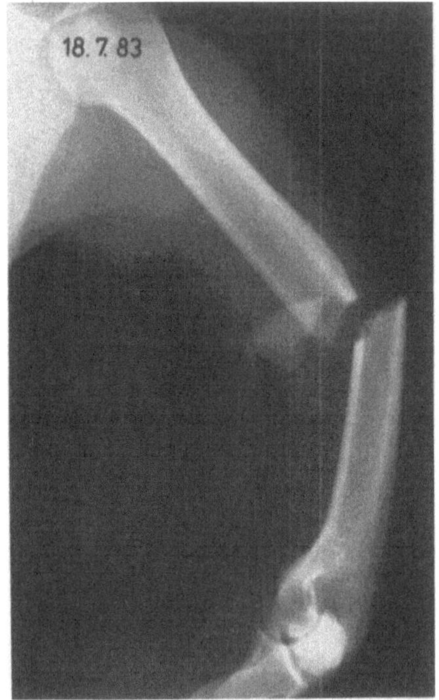

Abb. 3.1

A
1. Geschlossene Nagelung (Bündnagelung nach Hackethal).
2. Operative Revision und Plattenfixation.
3. Konservative Schienenbehandlung.
4. Konservative Behandlung mit Tutor.
5. Anbringen einer Olekranonextension.

L
2.

K
Der lädierte N. radilais stellt eine Indikation zur operativen Revision und Fixation der Fraktur dar.

Kapitel 4

Ellbogen und Vorderarm

---

85 *Geben Sie den minimalen Bewegungsumfang des Ellbogens an, der zur Verrichtung der täglichen Körperpflege nötig ist.*

A
Flexion/Extension: ....

L
Flexion/Extension: 120°-20°-0°.

K
Eine Flexion von 110° - 120° ist unerläßlich, um die Hand zum Mund zu führen, während der Extension etwas weniger Beachtung geschenkt werden kann. Ideal ist eine zusätzliche Pronation/Supination von 90°-0°-20° (die Pronation als Funktionsstellung hat Vorrang).

86 *Der sicherste, schonendste und ungefährlichste Zugang von ventral zum Ellbogengelenk ist:*

A
1. Radial der Bizepssehne.
2. Durch die Bizepssehne hindurch.
3. Ulnar der Bizepssehne (Durchtrennung des Lacertus fibrosus).

L
2.

K
Durch die Längsdurchtrennung der Bizepssehne kann sowohl der N. radialis als auch der N. medianus zusammen mit dem Gefäßbündel radial bzw. ulnar umgangen werden.

87 *Welche der angegebenen Bewegungen wird nicht vom M. biceps brachii ausgeführt?*

A
1. Ellbogenflexion.
2. Supination des Vorderarms.
3. Innenrotation des Arms.
4. Abduktion des Arms.

L
3.

K
Als Erinnerungshilfe für die vielfältigen Funktionen des M. biceps brachii stelle man sich einen Mann vor, der eine Weinflasche entkorkt (Supination), den Korken herauszieht (Flexion im Ellbogen) und den Wein trinkt (Abduktion der Schulter) (vgl. Hoppenfeld 1980).

88 *Sie diagnostizieren bei Ihrem jungen Patienten eine Abrißfraktur des lateralen Anteils des Epicondylus humeri. Sie empfehlen folgende Therapie (Abb. 4.1):*

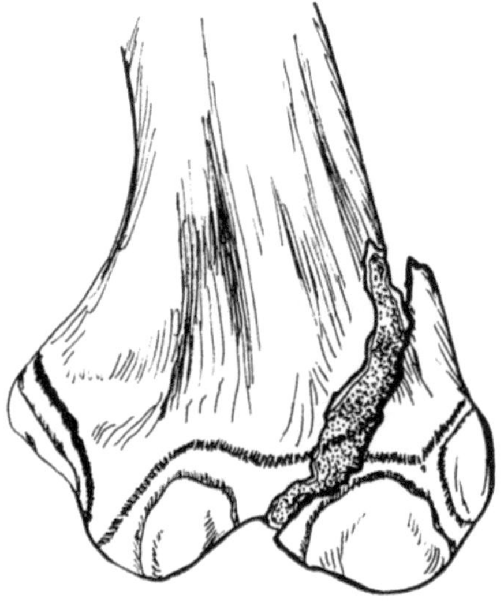

Abb. 4.1

A
1. Oberarmgipsschiene für 4 Wochen.
2. Oberarmgips für 4 Wochen nach Reposition unter Bildwandlerkontrolle.
3. Sie stellen klinisch keine Instabilität fest und empfehlen die funktionelle Behandlung ohne äußere Ruhigstellung.
4. Offene Reposition und Osteosynthese.
5. Schraubenextension am Olekranon für 2 Wochen, anschließend Gipsfixation für weitere 2 Wochen.

L
4.

K
Es handelt sich hier um eine Aitken-III-Fraktur, also um eine Verletzung der Epiphysenfuge, die ohne exakte Reposition eine Wachstumsstörung zur Folge hat. Wir halten daher eine offene anatomische Reposition und Fixation für unumgänglich.

89 *Sie haben entschieden, die in Abb. 4.1 dargestellte Verletzung mit einer Osteosynthese zu behandeln.*
Zeichnen Sie eine ideale Fixation ein.

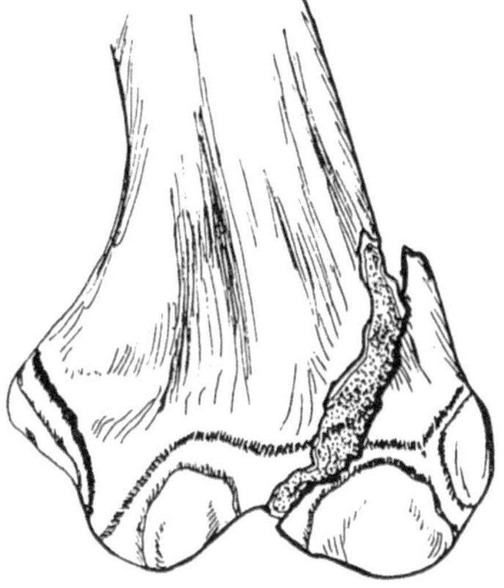

Abb. 4.1

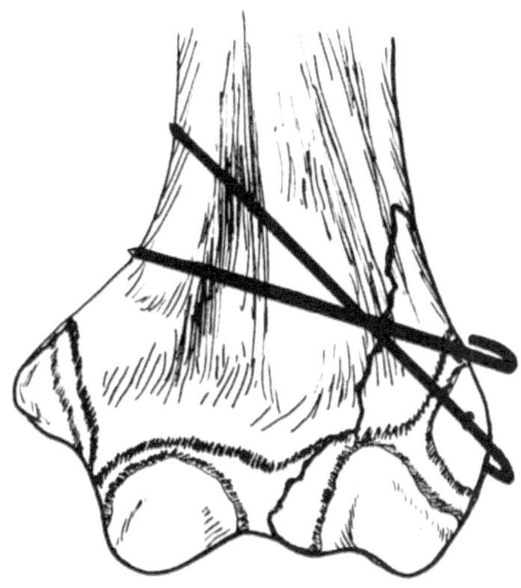

Abb. 4.2

K

Kirschner-Drähte zur Fixation sind Schrauben vorzuziehen, da bei ihrer Verwendung eine geringere Traumatisierungsgefahr für die Epiphysenfugen besteht. Sie sollten nach 6 - 8 Wochen entfernt werden.

90 *Vor 6 h haben Sie erfolgreich eine suprakondyläre Ellbogenfraktur bei einem 8jährigen Patienten operativ reponiert und mit Kirschner-Drähten fixiert. Der unmittelbare postoperative Verlauf war unauffällig. Sensibilität und Zirkulation des mit einer Gipsschiene fixierten Arms waren bei Ihrer Kontrolle unauffällig. Nun berichtet Ihnen die zuständige Schwester, daß der kleine Patient über zunehmende Beschwerden im Vorderarm klagt. Die Schmerzen nehmen bei passiver Extension der Finger erheblich zu. Welche Verdachtsdiagnose stellen Sie?*

A
1. Normale postoperative Schmerzen (Abklingen der Analgetikawirkung).
2. Sekundärer Verschluß der A. brachialis.
3. Lockerung der Osteosynthese.
4. Postoperatives Hämatom mit Nervenschädigung.
5. Ödem mit Druckerhöhung im Bereich des Vorderarms.

L
5., (2.)

K
Wie am Unterschenkel, bestehen auch am Vorderarm Muskellogen, in denen sich ein sog. Kompartimentsyndrom entwickeln kann. Durch Ödembildung und Blutung innerhalb der Faszienloge entsteht eine Druckerhöhung und damit ein Verschluß des venösen Rückflusses. Dadurch kann innerhalb weniger Stunden eine definitive Muskelschädigung mit erheblicher Funktionseinbuße eintreten (Volkmann-Kontraktur).

91 *Sie untersuchen einen 16jährigen Patienten, der Sie wegen Ellbogenbeschwerden aufsucht. Ein eigentliches Trauma ist anamnestisch nicht eruierbar. Die Röntgenaufnahmen sind negativ, jedoch besteht klinisch eine deutliche Schwellung des Gelenks. Das Bewegungsausmaß Flexion/Extension beträgt 120°-0°.*

A
Verdachtsdiagnose: ....

L
M. Panner (Osteochondrose). Alter und Geschlecht sind typisch für diese Krankheit. Zudem sind im Frühstadium die Röntgenbilder oft ohne pathologischen Befund. Erst später kann eine Deformierung des Capitulum radii auftreten.

92 *Die 11jährige Patientin stürzte beim Spielen auf den linken Ellbogen. Zwei Stunden nach dem Unfall finden Sie ein diffus geschwollenes Ellbogengelenk mit einer offensichtlich schmerzhaften Bewegungseinschränkung. Die verängstigte, kleine Patientin ist nicht in der Lage, eine genaue lokalisierbare Druckdolenz anzugeben. Die Röntgenaufnahmen des linken Ellbogens sind in Abb. 4.3 dargestellt. Wie lautet Ihre Diagnose?*

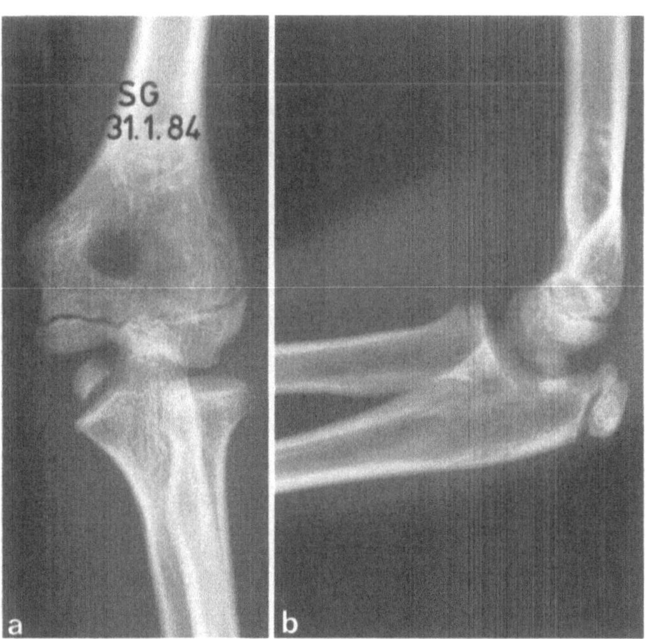

Abb. 4.3a,b

A
1. Ellbogendistorsion.
2. Knochensubstanzdefekt, metaphysär.
3. Suprakondyläre Fraktur.
4. Olekranonfraktur.
5. Keine der obigen Diagnosen ist korrekt.

L
5.

K
Siehe Frage 93.

93 *Sie können sich zu keiner der in Frage 92 angegebenen Diagnosen entschließen. Trotzdem vermuten Sie aufgrund des klinischen Bildes mehr als nur eine banale "Zerrung" der Weichteile. Welche weiteren diagnostischen Maßnahmen ergreifen Sie?*

A
1. Computertomographie.
2. Normale Schichtaufnahmen im a.-p.-Strahlengang
3. Szintigraphie.
4. Arthrographie.
5. Röntgenbild der gesunden Gegenseite.

L
5.

K
Beim Vergleich der Röntgenaufnahme des gesunden Ellbogens mit der verletzten Seite fällt sofort auf, daß der Condylus medialis links fehlt. In der Tat ist er, am Kollateralband distal gestielt, in den medialen Gelenkspalt eingeschlagen (Abb. 4.4a,b).

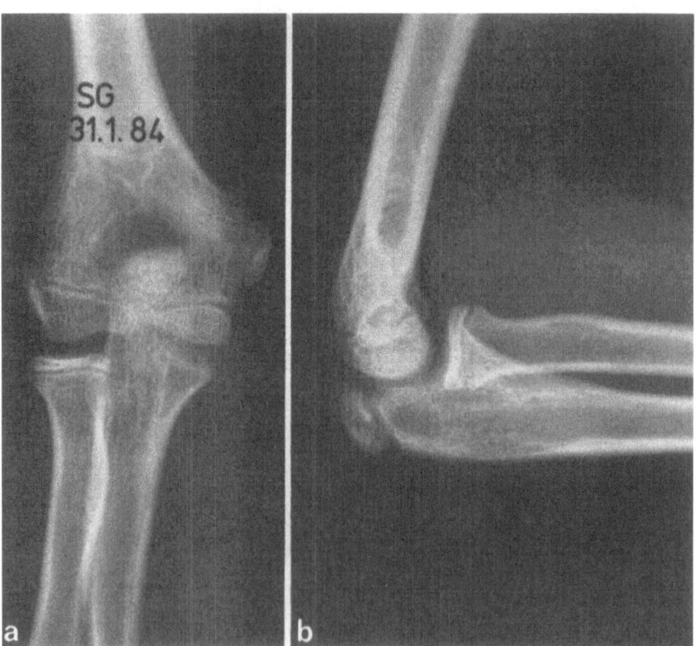

Abb. 4.4a,b

94 *Sie stellten im vorigen Fall die Diagnose eines ins Gelenk eingeschlagenen Condylus medialis. Welche Therapie wählen Sie?*

A
1. Funktionelle Bewegungstherapie wegen Versteifungsgefahr.
2. Gipsschiene für 2 Wochen.
3. Exzision des abgerissenen Condylus medialis.
4. Offene Reposition und Spickung.
5. Offene Reposition und Verschraubung.

L
4.

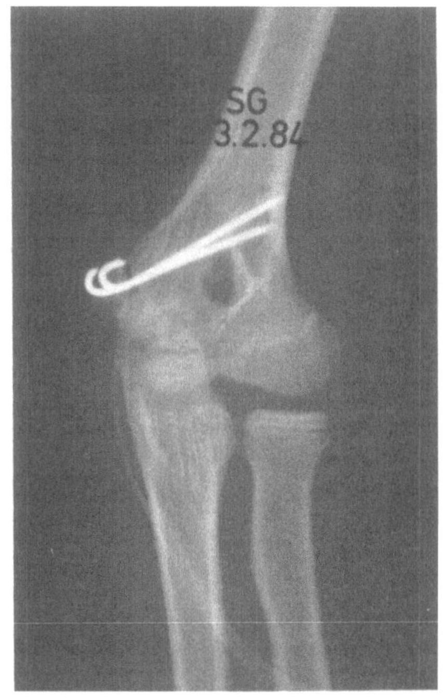

Abb. 4.5

K
Will man keine erhebliche Wachstumsstörung in Kauf nehmen, ist eine offene Reposition unumgänglich. Die Fixation mit Kirschner-Drähten stellt eine schonende Maßnahme ohne Gefährdung der Wachstumsfuge dar. Nach 6 - 8 Wochen sollten die Drähte entfernt werden.

95 *Welche der unten angegebenen Aussagen trifft für die Luxation des Ellbogens nicht zu?*

A
1. Die überwiegende Anzahl der Ellbogenluxationen geschieht in dorsaler Richtung.
2. Kann i.a. konservativ und funktionell behandelt werden.
3. Kann in Narkose mit 45°-flektiertem Ellbogen und Längszug reponiert werden.
4. Die posttraumatisch auftretende Myositis ossificans verursacht oft erhebliche Bewegungseinschränkungen.
5. Sollte mit mindestens 4 Wochen Gipsfixation behandelt werden.

L
5.

K
Der Ellbogen, ein zur Versteifung tendierendes Gelenk, sollte möglichst funktionell behandelt werden. Wichtig ist dabei die aktive Bewegungstherapie. Auch damit kann u.U. erst nach 6 Monaten ein vollständiger Bewegungsumfang erreicht werden.

96 *a) Bei jugendlichen Ellbogenluxationsfrakturen ist besonders auf distale Hypophysensibilitätsbezirke zu achten,*

b) da Nervenläsionen häufigste Begleiterscheinungen dieser Verletzungen sind.

A
1. a) richtig b) richtig
2. a) richtig b) falsch
3. a) falsch b) richtig
4. a) falsch b) falsch

L
2.

K
Die häufigste Begleitverletzung bei Luxationsfrakturen des Ellbogens betrifft die Gefäße (A. brachialis). Auftretende Hyposensibilität distal kann sowohl ein Hinweis auf eine Nervenläsion wie auch auf eine Gefäßschädigung sein. Besondere Beachtung ist dem weiteren Verlauf zu schenken, da Intimaläsionen des Gefäßes oft zu verspätet auftretenden Symptomen führen können.

97 *Ein Patient sucht Sie wegen Schmerzen im Bereich des Processus styloideus radii auf. Anamnestisch ist vor einigen Monaten eine Ellbogenluxation derselben Seite zu vermerken. Diese heilte komplikationslos aus. Klinisch und radiologisch sind keine pathologischen Befunde zu erheben. Welche Verdachtsdiagnose stellen Sie?*

A
1. Tendovaginitis stenosans (Quervain-Krankheit).
2. Ausstrahlende Schmerzen eines Tennisellbogens.
3. Styloiditis radii.
4. Posttraumatische Schädigung des N. radialis.
5. Rhizarthrose.

L
4.

K
Die sensible Innervation im Bereich des Processus styloideus radii geschieht durch den N. radialis. Durch eine Ellbogenluxation mit Schädigung des N. radialis können in diesem Bereich Parästhesien auftreten.

98 *Welche Feststellungen treffen für die "pronatio dolorosa" ("pulled elbow", "housemaid's elbow") typischerweise zu?*

A
1. Kommt häufig bei Kindern zwischen dem 5. und 8. Lebensjahr vor.
2. Weist einen charakteristischen Röntgenbefund mit Subluxation des Radiusköpfchens auf.
3. Imponiert klinisch durch die außerordentliche Schmerzhaftigkeit und die Schonhaltung in Pronation.
4. Wird durch plötzlichen Zug am Arm des Kindes verursacht.
5. Muß gewöhnlich in Narkose reponiert werden.

L
3., 4.

K
Typisches Vorkommen bei 1- bis 3jährigen Kindern. Der klassische Unfallmechanismus sieht folgendermaßen aus: Häufig wird das Kind nach dem Überqueren der Straße etwas eilig über den Gehsteigrand geführt. Das an der Hand gehaltene Kind stolpert und wird dabei reflexartig am Arm hochgezogen, um ein Hinfallen zu vermeiden. Das Röntgenbild ist negativ; es handelt sich um eine Subluxation des Radiusköpfchens unter dem Ringband.
Therapie: Entschlossene Flexion mit gleichzeitiger Supination. Bei der Beugung im Ellbogen wird mit dem Daumen ein leichter Druck von ventral auf das Radiusköpfchen ausgeübt. Der Schmerz verschwindet augenblicklich. Eine Narkose ist nicht notwendig.

99 *Bei einem erheblichen Trauma des Ellbogens mit massiver Druckdolenz und Schwellung, jedoch ohne röntgenologisch erkennbare ossäre Verletzung genügt es, die Extremität in einer Gipsschiene für 14 Tage zu immobilisieren.*

A
1. Ja.
2. Nein.

L
2.

K
Es sollten in diesem Falle zumindest gehaltene Aufnahmen durchgeführt werden. Ein Zustand nach Luxation bzw. eine Seitenbandverletzung würde somit durch Aufklappbarkeit nachgewiesen. Falls eine solche vorliegt, empfiehlt sich eine 4wöchige Ruhigstellung. Bei frischer Verletzung ist normalerweise eine Stabilität ohne Operation erreichbar.

100 *Eine ältere Patientin erleidet eine Radiusköpfchentrümmerfraktur mit erheblicher Dislokation. Welche Therapie empfehlen Sie der Patientin?*

A
1. Konservative Behandlung mit kurzzeitiger Ruhigstellung.
2. Osteosynthese des Radiusköpfchens zur Wiederherstellung der Gelenkfläche.
3. Primäre Exzision des Radiusköpfchens.
4. Primäre Exzision und Einsetzen einer Radiusköpfchenprothese.
5. Geschlossene Reposition in Narkose und perkutane Kirschner-Drahtfixation.

L
3.

K
Bei Trümmerfrakturen ist eine befriedigende Wiederherstellung der Gelenkfläche selten möglich. Eine einfache Exzision des Radiusköpfchens ist eine gute Lösung ohne wesentliche funktionelle Behinderung.

101 *Sie haben auf Ihrer Notfallstation einen 5jährigen Patienten, der beim Spielen auf den Ellbogen gefallen ist. Röntgenologisch diagnostizieren Sie eine subkapitale Fraktur des proximalen Radius. Die eingetretene Angulation gegenüber der Schaftachse beträgt 40°. Was für eine Therapie wählen Sie?*

A
1. Anlegen einer Gipsschiene mit Fixation des Ellbogens in 90° für 3 Wochen.
2. Offene Reposition und transartikuläre Fixation des Radiusköpfchens.
3. Reposition in Narkose und Gipsfixation für 3 Wochen.
4. Funktionelle Behandlung mit einer Mitella.
5. Exzision des Radiusköpfchens.

L
1.

K
Nach Angaben von Blount (1957) kann bei bis zu 5jährigen Patienten eine Fehlstellung von 50°, bei bis zu 10jährigen eine Fehlstellung von 30° toleriert werden.

102 *Beim Röntgenrapport wird Ihnen ein Bild eines Ellbogens einer 16jährigen Patientin gezeigt. Offensichtlich besteht ein Zustand nach früherer Fraktur des Epicondylus radialis mit Epiphysenfugenverletzung und konsekutiver Valgusfehlstellung von 35°. Unter welchen Umständen könnten Sie sich eine Indikation zur operativen Korrektur vorstellen?*

A
1. Kosmetische Gründe
2. Extensionsdefizit von 15°.
3. Parästhesien im Bereich des N. ulnaris.
4. Pronations- und Supinationsdefizit von je 10°.

L
3.

K
Bei zunehmender Valgusfehlstellung kann der N. ulnaris durch Überdehnung geschädigt werden. In dieser Situation drängt sich eine suprakondyläre Korrekturosteotomie auf.

103 *Sie unternehmen am Ellbogen eine Arthrolyse mit ventraler Kapselfensterung. Sie haben den lateralen Zugang gewählt. Welche der angeführten Strukturen muß besonders beachtet werden?*

A
1. N. musculocutaneus.
2. N. medianus.
3. N. radialis.
4. N. ulnaris.

L
3.

K
Der N. radialis verläuft direkt über die ventrale Gelenkkapsel.

104 *Es kommen im wesentlichen 3 Typen von Frakturen im Bereich des Olekranons vor. Zeichnen Sie die jeweils passende Osteosynthese ein.*

A

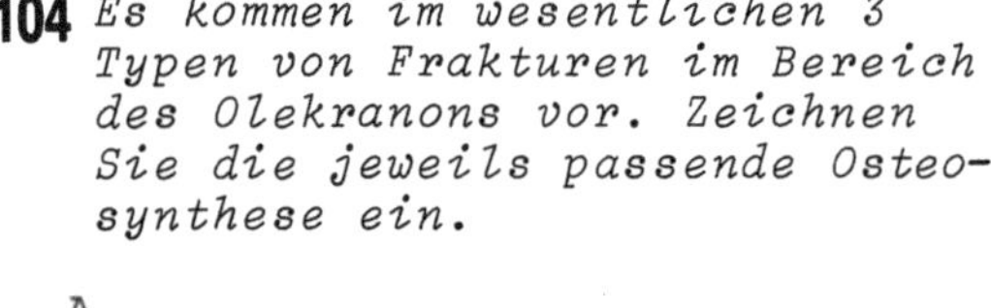

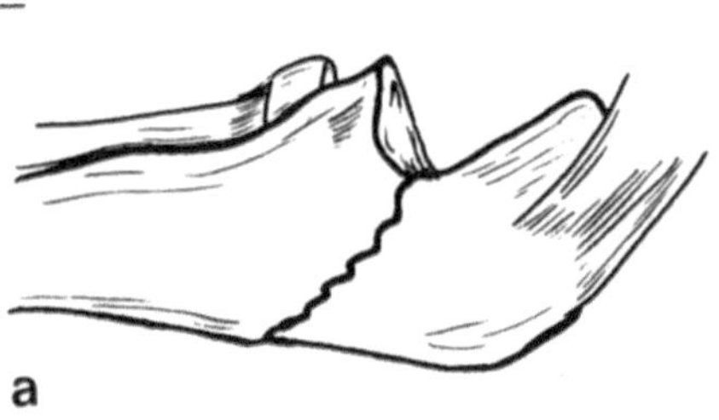

a

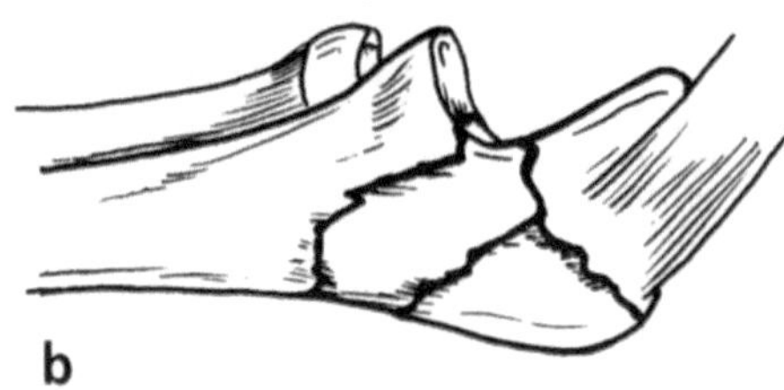

b

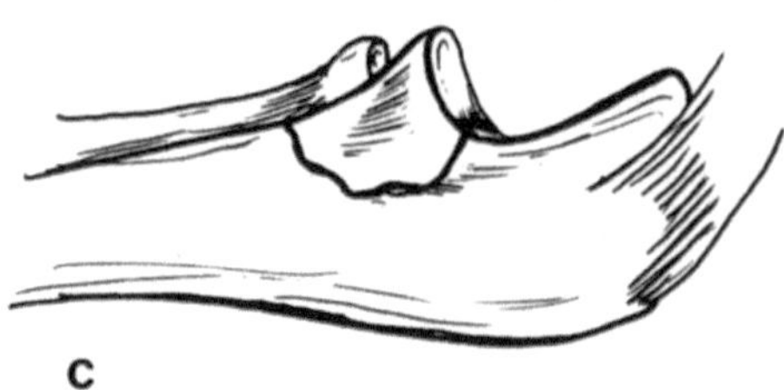

c

Abb. 4.6a-c

L

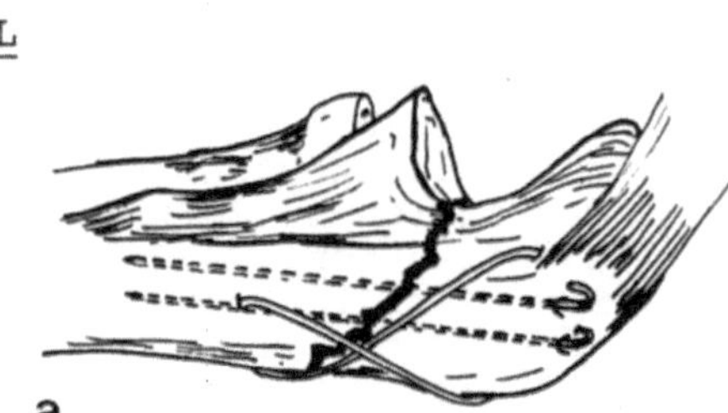

a

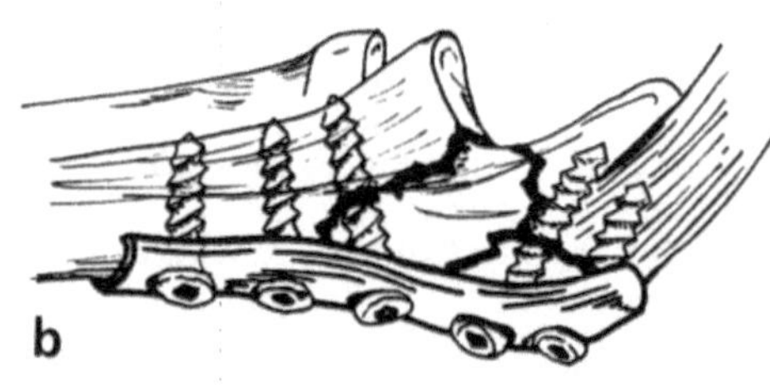

b

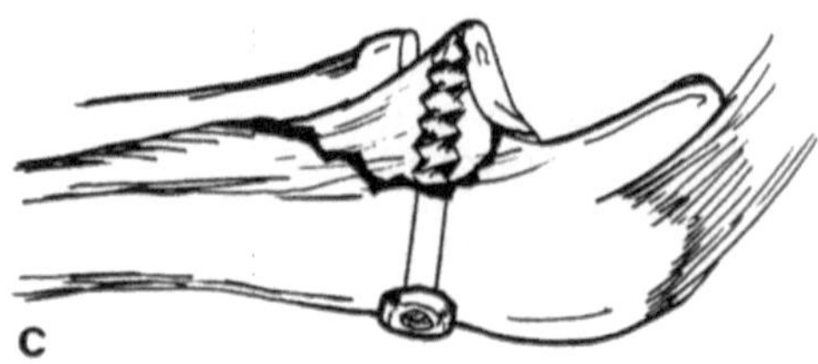

c

Abb. 4.7a-c

105 *Welche der nachfolgenden Aussagen treffen für die sog. Monteggia-Fraktur zu?*

A
1. Ulnafraktur und Radiusköpfchenluxation.
2. Radiusfraktur und Ulnaköpfchenluxation.
3. Angulation der Fraktur in gleicher Richtung wie Luxation.
4. Kann meist konservativ mit Gipsfixation behandelt werden.
5. Proximale Fraktur beider Vorderarmknochen.

L
1., 3.

K
Der typische Mechanismus, der zur Monteggia-Fraktur führt, ist ein Sturz auf den ausgestreckten Arm bei forcierter Pronation. Dieser führt zur Ulnafraktur und zur Luxation des Radiusköpfchens. Beide Verletzungen zusammen ergeben instabile Verhältnisse, so daß mindestens die Ulnafraktur operativ stabilisiert werden sollte.

106 *Bei der konservativen Behandlung von proximalen Unterarmbrüchen sollte ein Oberarmgips in folgender Stellung des Unterarms angebracht werden:*

A
1. Supinationsstellung.
2. Pronationsstellung.
3. Mittelstellung.

L
1.

K
Ausschlaggebend für die entsprechende Idealstellung ist der M. pronator teres. Befindet sich die Fraktur proximal von dessen Ansatz, wird das proximale Fragment in Supinationsstellung gehalten (durch den M. supinator); somit sollte das distale Fragment zur idealen Reposition ebenfalls in Supinationsstellung gebracht werden.

107 *Sie haben den Verdacht auf ein Logensyndrom im Bereich des Vorderarms bei einem Patienten, den Sie vor 4 h wegen einer suprakondylären Humerusfraktur behandelt haben. Wie gehen Sie weiterhin vor?*

A
1. Spalten des Gipses und Lösen des Verbands mit Hochlagerung der Extremität.
2. Operative Dekompression.
3. Erhöhung der Analgetikadosis.
4. Falls nach 12 h keine Besserung eintritt, operative Revision.

L
2.

K
Es liegt eine Notfallsituation vor, da eine irreversible Muskelschädigung innerhalb von 1 - 2 h eintreten kann.

108 *Welche der unten angegebenen Aussagen trifft für die kongenitale radioulnare Synostose zu?*

A
1. Einschränkung der Flexions-/Extensionsbewegungen im Ellbogen.
2. Einschränkung der Supination.
3. Einschränkung der Pronation.
4. Die Patienten sind im täglichen Leben stark eingeschränkt.
5. Gewöhnlich ist der Radius gegenüber der Ulna verkürzt, mit einer Schrägstellung der distalen Gelenkfläche.

L
2.

K
Eine operative Lösung der Synostose kommt meist nur bei beidseitigem Vorkommen in Betracht. Gewöhnlich sind die Patienten schmerzfrei, und es liegt ein Zufallsbefund vor. Lediglich die Supination ist eingeschränkt. Die Funktionsstellung, die Pronationsstellung der Hand, ist dagegen nicht eingeschränkt.

Kapitel 5
Hand

109 *Bezeichnen Sie die in Abb. 5.1 eingezeichneten, oberflächlichen Nerven der (rechten) Hand.*

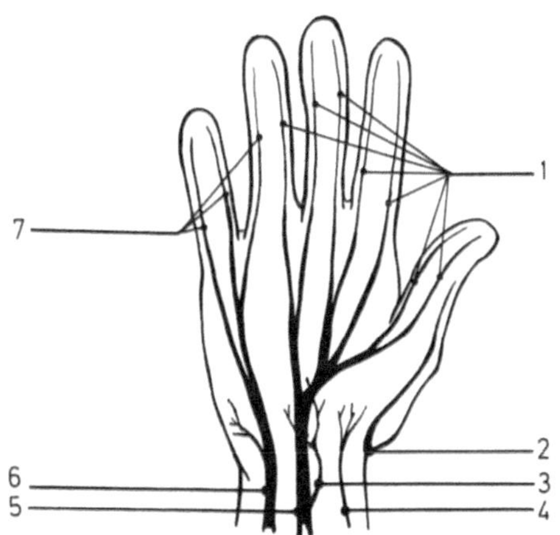

Abb. 5.1

A
1: ....
2: ....
3: ....
4: ....
5: ....
6: ....
7: ....

L
1: Nn. digitales volares aus dem N. medianus.
2: R. superficialis nervi radialis.
3: R. palmaris nervi mediani.
4: N. cutaneus antebrachii lateralis aus dem N. musculocutaneus.
5: N. medianus.
6: N. ulnaris.
7: Nn. digitales volares aus dem N. ulnaris.

110 *Das oberflächliche Leitgebilde zur Eröffnung des Karpaltunnels ist:*

A
1. Die Sehne des N. flexor carpi radialis.
2. Die Sehne des N. flexor carpi ulnaris.
3. Die Sehne des N. palmaris longus.
4. Die proximale Handgelenkbeugefalte.

L
3.

K
Der N. medianus liegt unmittelbar unterhalb und etwas radial der Sehne des M. palmaris longus.

111 *Bei einer Revision des Karpaltunnels wegen Medianuskompressionssyndrom wird gewöhnlich radial des M. palmaris eingegangen. Der erste kleinere Nerv, der geschont werden muß, ist:*

A
1. N. medianus.
2. Rr. musculares aus dem N. medianus.
3. R. palmaris.
4. Rr. communicantes nervi ulnaris cum N. mediano.

L
3.

K
Der Palmarast verläuft längs über dem Lig. carpi transversum. Er liegt subkutan unmittelbar neben der Sehne des M. palmaris.

112 *Zählen Sie 3 Lokalisationen im distalen Verlauf des N. ulnaris auf, bei denen ein Kompressionssyndrom auftreten kann.*

A
1: ....
2: ....
3: ....

L
1. Sulcus nervi ulnaris am Ellbogen.
2. Guyon-Loge am Handgelenk.
3. Beim Pisohamatumsyndrom in der Vola manus.

113 *Eine Radiusfraktur loco classico nach Flexionstrauma läßt sich nicht reponieren. Man entschließt sich daher zur Operation. Wie würden Sie vorgehen (Abb. 5.2)?*

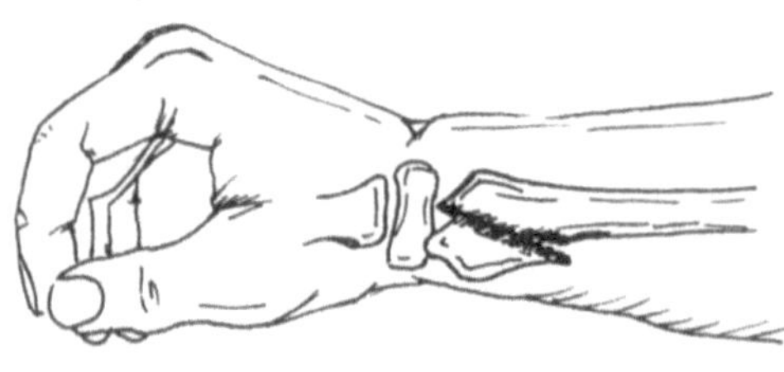

Abb. 5.2

A
1. Zugang volar.
2. Zugang dorsal.
3. Zugschraube.
4. T-Platte.

L
1., 4.

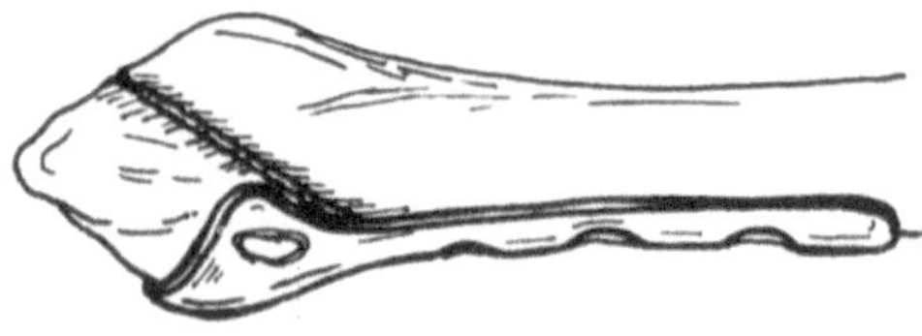

Abb. 5.3

K
Die Osteosynthese hat in dieser Situation eine Abstützfunktion. Es bietet sich somit der volare Zugang mit Einbringen einer speziellen T-Platte an.

114 *Seit einem halben Jahr klagt Ihr Patient über einseitige Ausfallerscheinungen im Medianusgebiet. Das von Ihnen veranlaßte Elektromyogramm gibt den Hinweis auf eine Schädigung der vom N. medianus innervierten Muskulatur bis zum M. pronator teres. Ein Hinweis für eine zentrale Schädigung liegt nicht vor. Welche Schritte unternehmen Sie zur Sicherung der Diagnose und der Therapie?*

A
1. Operative Exploration des Karpaltunnels.
2. Operative Revision des Pronatorschlitzes.
3. Vergleichselektromyogramm der Gegenseite.
4. Röntgenaufnahme der Ellbogenregion.
5. Arteriogramm des Vorderarms.

L
4.

K
Es kann sich bei diesem Krankheitsbild um eine Druckschädigung des N. medianus im Bereich eines Processus supracondylaris am Humerus handeln. Neben dem Karpaltunnel und der Durchtrittstelle des N. medianus durch den M. pronator teres ist dies die 3. Möglichkeit einer Schädigung des N. medianus.

115 *Bei welchen Krankheiten kann sich ein Caput-ulnae-Syndrom entwickeln?*

A
1. Madelung-Deformität.
2. Zustand nach Radiusfraktur loco classico.
3. Lunatumlalazie.
4. Polyarthritis am Handgelenk.
5. Navikularefraktur.

L
1., 2., 4.

K
Beim "Caput-ulnae-Syndrom" handelt es sich um eine schmerzhafte Luxation des distalen Ulnaendes, gewöhnlich in dorsaler Richtung. Neben der anatomischen Überlänge der Ulna bei der Madelung-Deformität oder bei Zustand nach Radiusfraktur entwickelt sich eine schmerzhafte Instabilität aufgrund des Wirkungsverlustes des M. extensor carpi ulnaris durch Tendosynovitis bei pcP.

116 *Eine 45jährige Patientin mit pcP klagt seit längerer Zeit über Schmerzen im Bereich des Processus styloideus radii. Ein Trauma kann ausgeschlossen werden. Welche Verdachtsdiagnose stellen Sie?*

A
1. Karpaltunnelsyndrom.
2. Irritation des N. radialis.
3. Tendovaginitis stenosans (De-Quervain-Krankheit).
4. Styloiditis radii.

L
3.

K
Es handelt sich um eine Tendovaginitis. Sie kommt häufig bei Patienten mit Polyarthritis und bei Frauen zwischen 30 und 50 Jahren vor. Gelegentlich wird sie durch Überlastung ausgelöst (intensive Handarbeit, z.B. bei Malern o.ä.). Ursächlich können auch aberrierende Sehnen an dem Krankheitsbild beteiligt sein. Neben den lokalen Symptomen, wie Druckdolenz und verdickten Sehnenscheiden, ist der Provokationstest nach Eichhoff-Finkelstein positiv. Plötzliche, unerwartete Abduktion des Daumens verursacht Schmerzen im 1. radialen Sehnenscheidenfach.

117 *Sie entschließen sich, eine Hyperextensionsfraktur am Radius loco classico durch einen Gips zu behandeln. In welche Stellung sollte die Hand beim Eingipsen gebracht werden?*

A
1. Radialabduktion und Extension.
2. Ulnarabduktion und Extension.
3. Ulnarabduktion und Flexion.
4. Radialabduktion und Flexion.

L
3.

K
Unter Kontrolle mit dem Bildverstärker kann die ideale Stellung direkt kontrolliert werden. Wenn sich die Fraktur in Leitungsanästhesie und unter Zug nicht bereits spontan reponiert, erfolgt dies gewöhnlich unter Ulnarabduktion und leichter Flexion.

118 *Ein Metzger, der durch einen Betriebsunfall die in Abb. 5.4 dargestellte Fingerverletzung erlitt, kommt zu Ihnen in die Notfallaufnahme. Was unternehmen Sie?*

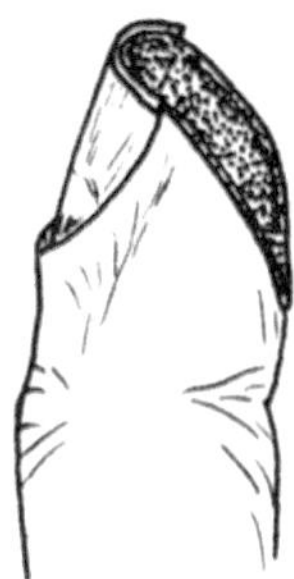

Abb. 5.4

A
1. Hauttransplantation mit Thiersch-Lappen.
2. V-Y-Plastik (Distalisierung gestielter Hautlappen) und Antibiotika.
3. Desinfektion, Verband, Gipsschiene und antibiotische Abschirmung.
4. Nachamputation bis zum distalen Interphalangealgelenk und primärer Hautverschluß.
5. Antibiotische Abschirmung und Hauttransplantat.

L
3.

K
Abwartendes Vorgehen ist hier gerechtfertigt. Durch Säuberung und Ruhigstellung der Verletzung (sowie Hochlagerung) erzielt man eine saubere Granulationsfläche, die neben dem Vorteil der Wundflächenverkleinerung durch Vernarbung einen sicheren Wundgrund für eine etwaige sekundäre Deckung offeriert.

119 *Bei einer subkapitalen Fraktur der Metakarpalköpfchen muß v. a. folgendem Punkt Beachtung geschenkt werden:*

A
1. Reposition der Flexionsdeformität.
2. Reposition der Rotationsfehlstellung.
3. Wiederherstellung der ursprünglichen Länge.
4. Zirkulationsverhältnisse.
5. Neurologische Ausfälle des entsprechenden Strahls.

L
2.

K
Flexionsfehlstellungen werden im Bereich der Metakarpalköpfchen gut toleriert. Hingegen stören beim Faustschluß bereits geringgradige Rotationsfehlstellungen.

120 *Die Bennett-Fraktur ist durch axialen Zug am Daumen einfach zu reponieren; es ist jedoch schwierig, diese Reposition zu halten. Die an der Dislokationstendenz hauptsächlich beteiligten Muskeln sind:*

A
1. M. abductor pollicis brevis.
2. M. adductor pollicis.
3. M. abductor pollicis longus.
4. M. flexor carpi radialis.

L
2., 3.

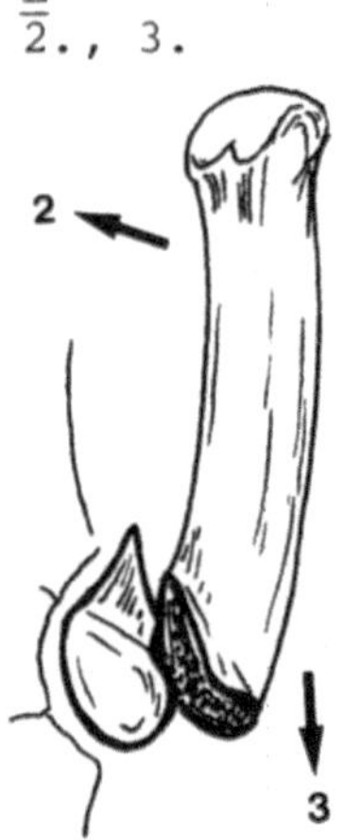

Abb. 5.5

121 *Die Bennett-Luxationsfraktur wird am besten folgendermaßen therapiert:*

A
1. Operative Reposition und Fixation.
2. Fixation im Gipsverband für 4 Wochen.
3. Funktionelle Behandlung (Vermeidung einer Gelenkruhigstellung).
4. Gipsfixation und intermittierend, geführte Bewegung.

L
1.

K
Die Bennett-Fraktur sollte zuverlässig fixiert werden. Lediglich Gipsfixation genügt i.a. nicht, und ein erneutes Abrutschen mit Gelenkinkongruenz ist die Folge. Entsprechend der Forderung, intraartikuläre Frakturen möglichst anatomisch zu reponieren, sollte eine offene Reposition und Verschraubung durchgeführt werden. Falls technisch einwandfrei durchgeführt, kann auch eine perkutane Spickung mit 2 Kirschner-Drähten erfolgreich sein.

122 *In der Notfallstation wird Ihnen ein Patient mit einer Schnittwunde an der radialen Basis über dem Metacarpophalangealgelenk des rechten Zeigefingers vorgestellt. Wegen ausgeprägter Schmerzhaftigkeit kann die distale Sensibilität nicht sicher geprüft werden. Die Motorik scheint vollständig intakt zu sein. Was unternehmen Sie?*

A
1. Einfacher Hautverschluß und Ruhigstellung mit einer Gipsschiene.
2. Heilung per secundam mit Offenlassen der Wunde.
3. Revision in Leitungsanästhesie.
4. Offenlassen der Wunde und Sekundärnaht nach einigen Tagen.

L
3., (4.)

K
Falls Zweifel über eventuelle Sensibilitätsausfälle und damit über eine Nervenverletzung bestehen, kann der Patient nach einer Ruhigstellung von 1 - 2 Tagen erneut kontrolliert werden. Eine eventuelle Anästhesie läßt sich dann besser prüfen. Eine teilweise durchtrennte Sehne kann ohne weiteres ihre Funktion vorläufig erfüllen, ist jedoch für eine spätere Ruptur hochgradig gefährdet. Wir empfehlen deshalb eine eingehende Revision der Wunde, um eine eventuelle Sehnen- oder Nervennaht primär durchführen zu können.

123 *Folgende Verletzung der Hand kann mit gutem Erfolg meist konservativ behandelt werden:*

A
1. Ruptur des ulnaren Kollateralbands im Metakarpophalangealgelenk I.
2. Ruptur der Sehne des M. flexor superficialis digiti II.
3. Läsion des radialen Kollateralnervs (Digitus II), volar.
4. Ausriß der Extensorsehne mit kleinem, ossärem Fragment aus dem Endglied des Digitus II.

L
4.

K
Besonders mit ossärem Fragment, jedoch auch ohne, ist diese Verletzung der konservativen Therapie zugänglich (Hyperextensionsschiene am Endgelenk für 6 Wochen). Für weitere 6 Wochen wird diese Schiene nur noch nachts getragen. Diese relativ langen Zeiten müssen eingehalten werden, um eine sekundäre Verlängerung der Sehne zu vermeiden.

124 *Eine 25jährige Patientin verletzte sich beim Handballspielen am Mittelfinger. Der röntgenologische Befund mit der ventralen Impressionsabscherfraktur ist in Abb. 5.6a dargestellt. Welche Therapie empfehlen sie?*

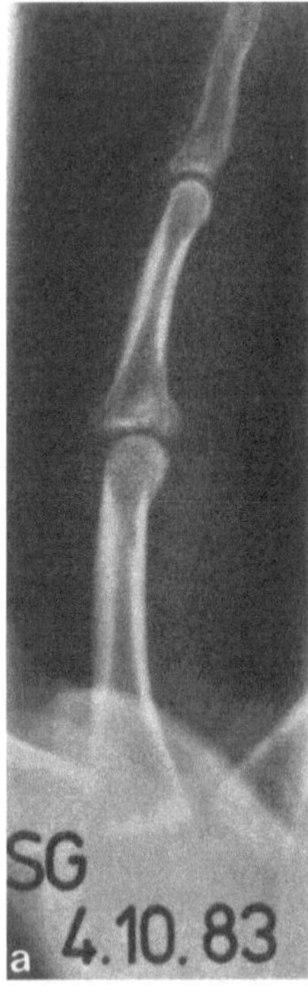

Abb. 5.6a

A
1. Elastische Binde, funktionelle Bewegungstherapie nach Abklingen der akuten Schmerzsymptomatik.
2. Gipsfixation mit Streckstellung im proximalen Interphalangealgelenk für 3 Wochen.
3. Gipsfixation in 90° Flexion im proximalen Interphalangealgelenk für 3 Wochen.
4. Operative Reposition und Fixation des Fragments.
5. Fingernagelextension in leichter Beugestellung.

L
4., (evtl. 5.)

K
Die Röntgenaufnahme demonstriert die Subluxationsstellung des proximalen Interphalangealgelenks, bedingt durch das Fehlen des ventralen "Ankerpunkts". Eine solche Instabilität kann kaum mit einer äußeren Fixation zuverlässig reponiert werden. Die Patientin wurde fälschlicherweise lediglich mit einer Aluminiumschiene behandelt. Von dem unbefriedigenden Resultat mit klinisch deutlich eingeschränkter Beweglichkeit und röntgenologisch persistierender, dorsaler Subluxation mit Gelenkinkongruenz kann man sich in Abb. 5.6b überzeugen:

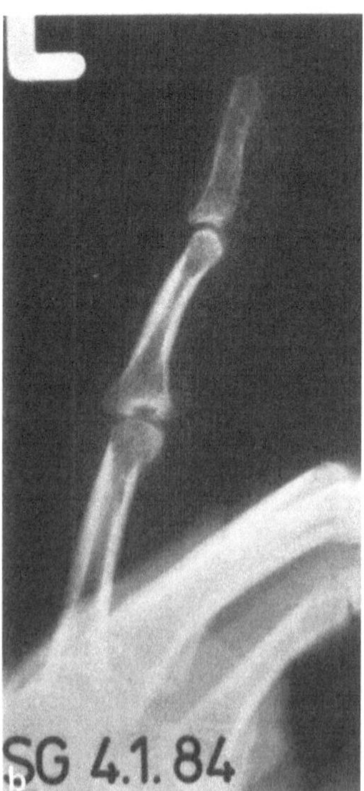

Abb. 5.6b

125 *Die Trias*
- *ulnare Verkrümmung des distalen Radiusschafts,*
- *volar-ulnare Stellung der karpalen Radiusgelenkfläche,*
- *volare Subluxation der Hand mit Luxation des Ulnaköpfchens nach dorsal*

ist charakteristisch für:

L
4.

A
1. pcP.
2. Radioulnare Synostose.
3. Kongenitale Radiushypoplasie.
4. Madelung-Deformität.
5. Zustand nach Radiusfraktur loco classico.

Kapitel 6

Wirbelsäule

126 *Eine Rotationseinschränkung der Halswirbelsäule bei maximaler Inklination läßt auf eine Störung in folgendem Bereich schließen:*

A
1. Mittlerer Abschnitt.
2. Etwa C 4 - C 7.
3. Kopfgelenke und obere Halswirbelsäule.
4. Ganze Halswirbelsäule.
5. Kein Rückschluß möglich.

L
3.

K
Durch die Drehung der kleinen Wirbelgelenke in die Frontalebene von kranial nach kaudal wird bewirkt, daß die distalen Anteile der Halswirbelsäule in maximaler Flexion durch forcierte Inklination blockiert werden. Eine Einschränkung der Rotation in maximaler Inklination läßt damit auf eine Funktionsstörung der kranialen Abschnitte schließen.

127 *Die unabhängige Fortbewegung im Rollstuhl ist bei paraplegischen Patienten nur dann möglich, wenn das Rückenmark ab folgender Höhe intakt ist:*

A
1. C_4.
2. C_6.
3. Th_1.
4. Th_4.
5. Th_6.

L
3.

K
Der N. radialis innerviert den M. triceps (C_7). Dieser Muskel ist für die Fortbewegung eines Rollstuhls über kleinere Hindernisse, wie Trottoirränder usw., erforderlich. Ebenso wird er beim Besteigen bzw. beim Verlassen des Rollstuhls benötigt.

128 *Bei einem Patienten mit Rükkenkontusion wird das folgende Röntgenbild angefertigt (Abb. 6.1). Welche Diagnose stellen Sie?*

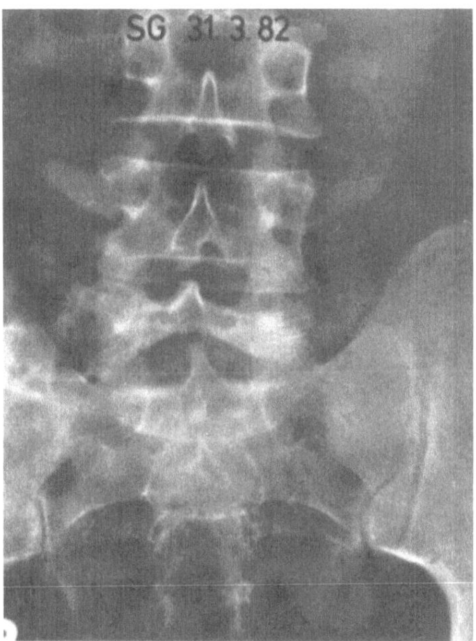

Abb. 6.1

A
1. Normaler lumbosakraler Übergang.
2. Spina bifida occulta.
3. Sakralagenesie.
4. Spondylolyse bei L 5.
5. Hemisakralisation von L 5.

L
5.

K
Von den Assimilationsstörungen, die an den Übergängen sämtlicher Wirbelsäulenabschnitte vorkommen, sind die lumbosakralen am häufigsten anzutreffen. Zur Bestimmung der Wirbelhöhe bei Assimilationsstörung im lumbosakralen Übergangsbereich orientiert man sich gewöhnlich an L 4, dessen Querfortsätze eine charakteristische flügelförmige Form aufweisen. Solche Assimilationsstörungen sind in der Regel symptomlos.

129 *Typischer Kennmuskel von C_5 ist:*

A
1. M. biceps.brachii.
2. M. triceps.brachii.
3. M. subscapularis.
4. M. deltoideus.
5. M. suprascapularis.

L
4.

130 *Welche Aussagen treffen für die Spondylitis-Tbc nicht zu:*

A
1. Sie ist heute in Europa ausgestorben.
2. Sie ist radiologisch nicht von einer unspezifischen Spondylitis zu unterscheiden.
3. Sie hat charakteristischerweise einen akuten Verlauf.
4. Sie kann sich als Tumor in der Leistengegend oder im Lumbalbereich manifestieren.

L
1., 3.

K
Die Spondylitis-Tbc ist zwar in Entwicklungsländern wesentlich häufiger, bei uns jedoch keineswegs ausgestorben.
Der Nachweis gelingt mittels einer transpedunkulären Punktion.
Senkungsabszesse, die sich als inguinale Tumoren manifestieren, sind nicht selten.

131 *Folgende Aussagen sind typisch für die idiopathische Skoliose:*

A
1. Deutlicher Progredienzschub kurz nach dem Wachstumsabschluß.
2. Häufiger bei Jungen als bei Mädchen vorkommend.
3. Das männliche Geschlecht weist meist schwerere Deformitäten auf.
4. Meist kombiniert mit weiteren Mißbildungen.
5. Die Hauptkrümmung liegt häufig im mittleren BWS-Bereich.
6. Oft mit erheblichen Schmerzen kombiniert.

L
5., 2.

K
Gewöhnlich sistiert die Progredienz oder wird zumindest nach Abschluß des Wachstums wesentlich langsamer. Die Jungen erkranken zwar häufiger an der idiopathischen Skoliose, aber beim weiblichen Geschlecht sind die schwereren Deformitäten zu beobachten. Typisch ist die Schmerzfreiheit der Patienten.

132 *In der Wirbelsäulendiagnostik ist die Punktion des Wirbelkörpers eine gängige Methode. Welche der folgenden anatomisch definierten Strukturen eines Lendenwirbels werden dabei perforiert?*

A
1. Processus spinosus.
2. Processus articularis inferior.
3. Processus accessorius.
4. Processus costarius.
5. Pedunculus arcus.
6. Processus mammilaris.
7. Corpus vertebrale.
8. Lamina vertebrae.

L
3., 5., 7.

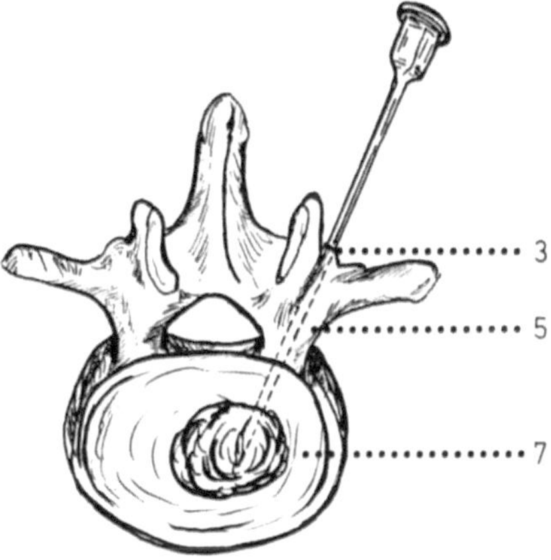

Abb. 6.2

133 *Der "Rippenbuckel" (mehrere Antworten sind richtig):*

A
1. Läßt sich am besten im a.-p.-Röntgenbild darstellen.
2. Ist eine sekundäre Folge der Wirbeltorsion.
3. Ist eine häufig bei Skoliosen vorkommende Anomalie der Rippen und der Skapula.
4. Ist in der Regel auf der Konvexseite der skoliotischen Krümmung.
5. Ist ein Zeichen einer strukturell fixierten Kyphose.

L
2., 4., 5.

K
Der Rippenbuckel ist in erster Linie bei vornübergebeugtem Patienten sichtbar. Er kann quantitativ erfaßt werden, indem die größte Distanz von der den Buckel tangential berührenden Vertikalen auf die Gegenseite gemessen wird. Der Buckel kommt durch die Torsion der Wirbel und der damit verbundenen Asymmetrie der Wirbelkörper entsprechender Rippen zustande. Er ist beweisend für die strukturelle Fixierung einer Skoliose und erlaubt eine Abgrenzung gegenüber einer skoliotischen Fehlhaltung (Abb. 6.3).

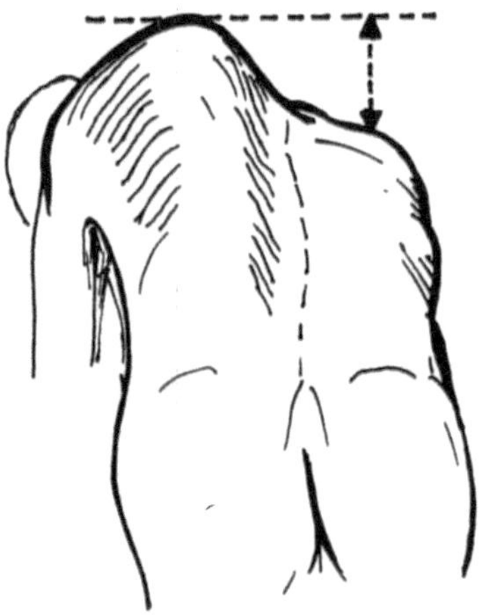

Abb. 6.3

134 *Das stichhaltigste Argument für die Progredienz einer idiopathischen Skoliose im Wachstumsalter wird durch folgende Tatsache geliefert:*

A
1. Halbjährliche Verlaufskontrollen.
2. Krümmungswinkel über 50°.
3. Risser-Zeichen.
4. Manifestationsalter der Skoliose.
5. Rückenschmerzen des Patienten.
6. Höhenlokalisation der Primärkrümmung.

L
1.

K
Wichtig ist der individuelle Verlauf. Dieser kann nur mit regelmäßigen Kontrollen erfaßt werden. Allerdings muß man beachten, daß bei jungen Patienten ein großer zeitlicher Abstand bis zum Wachstumsabschluß besteht, und dementsprechend eine stärkere Progredienz befürchtet werden muß.

135 *Eine idiopathische Skoliose bei einem 14jährigen Mädchen mit Progredienz seit einem Jahr:*

a) kann weiterhin mit regelmäßigen Kontrollen abwartend beobachtet werden,

b) da nach dem sicherlich bald erfolgenden Wachstumsabschluß keine Progredienz mehr zu erwarten ist.

A
1. a) richtig b) richtig
2. a) richtig b) falsch
3. a) falsch b) richtig
4. a) falsch b) falsch

L
3.

K
Bei einer eindeutigen Progredienz ist eine konsequente Korsettbehandlung nötig, und bei Krümmungswinkel über 50° ist eine operative Korrektur indiziert.

136 *Beim Anlegen eines Gipskorsetts wegen idiopathischer Skoliose achten Sie v.a. auf die Korrektur folgender Fehlstellungen:*

A
1. Extension
2. Flexion.
3. Derotation.
4. Seitwärtsneigung.

L
1. und 3.

137 *Nachfolgende Abbildung zeigt eine ausgedehnte Spondylodese, die zur Korrektur einer idiopathischen Skoliose durchgeführt wurde. Aufgrund der Versteifung kommt es zu einem verminderten Wachstum. Welche Wachstumsdifferenz ist im Vergleich zu einer gesunden, unversteiften Wirbelsäule zu erwarten, wenn das Wachstum voraussichtlich in 4 Jahren beendet sein wird (Abb. 6.4)?*

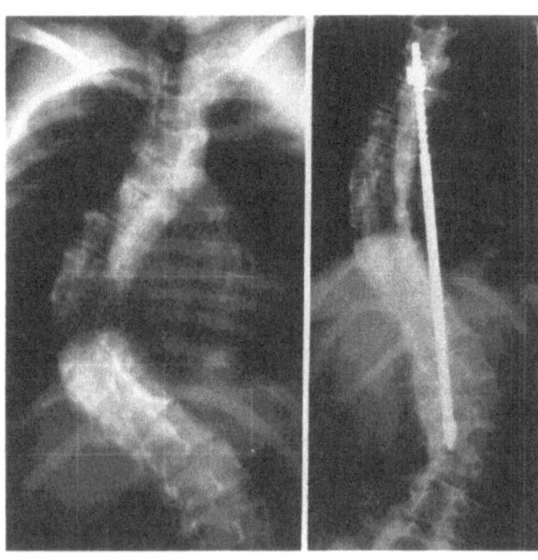

Abb. 6.4

A
1. 10 cm.
2. 5 cm.
3. 3 cm.
4. 1 cm.
5. 0 cm.

L
3.

K
Die zu erwartende Wachstumsdifferenz wird nach folgender Formel berechnet:
Differenz (in cm) =
0,07 x blockierte Segmente x Anzahl Jahre Wachstum.

138 *In Abb. 6.4 zu Frage 137 ist das prä- und postoperative Bild einer idiopathischen Skoliose dargestellt. Es handelt sich um folgende Operationsmethode:*

A
1. Korrektur mittels Fixateur externe.
2. Ventrale Distraktionsspondylodese.
3. Ventrale Derotationsspondylodese.
4. Dorsale Distraktionsspondylodese (nach Harrington).
5. Dorsale Plattenspondylodese.

L
4.

K
Es handelt sich um eine dorsale Distraktionsspondylodese mit dem sog. Harrington-Distraktionsstab. Zur Verstärkung dieses Metallimplantats wird gewöhnlich eine ausgedehnte Spongioplastik dorsal angelegt.

139 *Zählen Sie 4 Ursachen für die Entstehung einer Kyphose auf.*

A
1: ....
2: ....
3: ....
4: ....

L
1. Wirbelkörpermißbildungen.
2. Posttraumatisch.
3. Iatrogen durch Laminektomie und Gelenkresektion.
4. Wirbelkörperdestruktion durch Tumor.
5. Idiopathische Formen.
6. Juvenile Kyphose (n. Scheuermann).

140 *In nachfolgender Abbildung ist eine hochgradige Kyphose dargestellt mit prä- und postoperativem Befund. Diese Veränderung läßt am ehesten auf folgende Ursache schließen:*

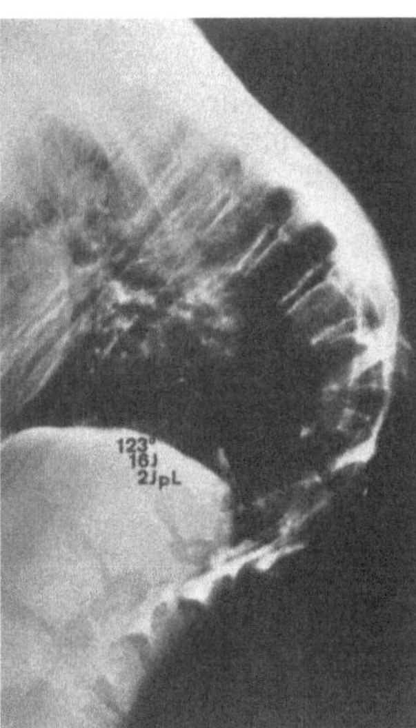
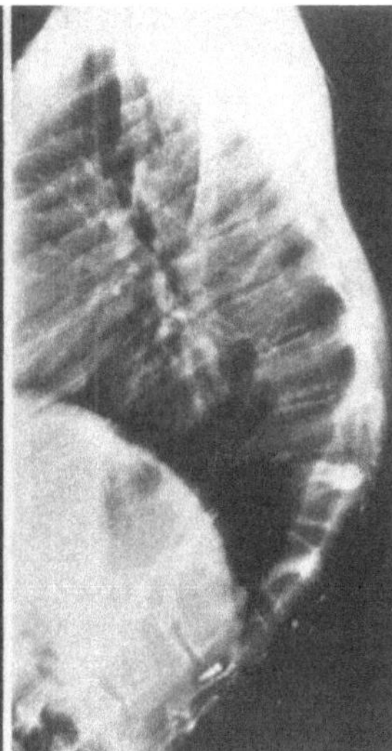

Abb. 6.5

A
1. Juvenile Kyphose (M. Scheuermann).
2. Sekundäre Kyphose.
3. Instabilitätskyphose aufgrund ausgedehnter Laminektomie.
4. Posttraumatische Kyphose.
5. Postinfektiöse Kyphose.

L
3., (2.)

K
Es handelt sich in diesem Fall um eine Kyphose bei Zustand nach ausgedehnter Laminektomie. Diese wurde anläßlich einer intrathekalen Tumorausräumung des Rückenmarks durchgeführt. Durch das ersatzlose Abräumen der dorsalen Elemente entstand eine hochgradig instabile Wirbelsäule mit der in Abb. 6.5 dargestellten sekundären Kyphose.

141 *Welche der folgenden Aussagen trifft nicht für das Klippel-Feil-Syndrom zu?*

A
1. Knöcherne Fusion von einem oder mehreren Halswirbelkörpern.
2. Spina bifida im Halswirbelsäulenbereich.
3. Neurologische Störungen der oberen Extremitäten.
4. Durchblutungsstörung mit Zyanose der Arme.

L
4.

K
Die Durchblutungsstörung mit Zyanose und/oder Ödem der oberen Extremität gehört zum Skalenussyndrom mit Rückflußbehinderung.

142 *Welche Aussage trifft für die Jefferson-Fraktur (Berstungsfraktur von C 1) nicht zu?*

A
1. Wird verursacht durch axialen Stoß auf den Kopf bei gestreckter HWS.
2. Gewöhnlich mit schweren neurologischen Erscheinungen einhergehend bzw. letaler Verlauf.
3. Ligamentäre Strukturen bleiben intakt.
4. Die Fraktur verläuft gewöhnlich durch den hinteren Atlasbogen, seltener auch durch den vorderen Atlasbogen.
5. Röntgenologisch transbukkal durch die Asymmetrie der Atlantoaxialgelenke erkennbar.

L
2.

K
Da es sich um eine reine Berstungsfraktur des Atlas handelt, sind gewöhnlich keine neurologischen Störungen mit dieser Verletzung assoziiert.

143 *Die traumatische Spondylolyse des 2. Halswirbels ("hangman's fracture") ist röntgenologisch am ehesten sichtbar:*

A
1. HWS, a.-p.-Aufnahme.
2. HWS, seitlich.
3. HWS, schräg.
4. Transbukkale Aufnahme des Dens axis.
5. Funktionsaufnahmen (Inklination, Reklination).

L
3., evtl. auch seitliche Aufnahme (2)

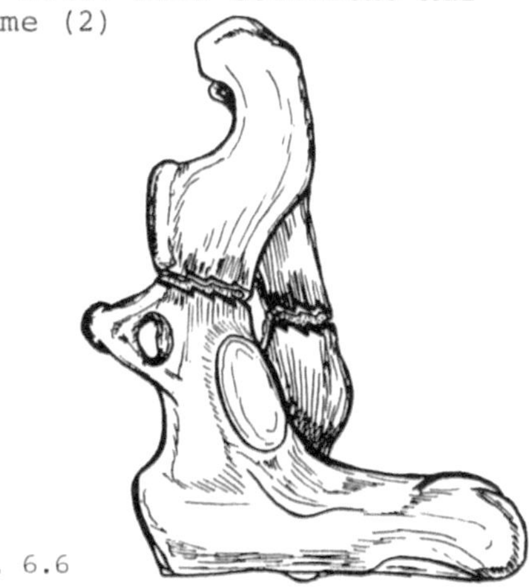

Abb. 6.6

A
Die ventrolateral gelegenen Frakturlinien kommen am ehesten in der Schrägaufnahme zur Darstellung. Die Therapie dieser Fraktur ist konservativ (Ruhigstellung). Vereinzelt werden Verschraubungen beschrieben (Magerl 1982).

144 *Sie werden in der Unfallstation zu einem Patienten gerufen, der einen Motrradunfall erlitt. Bei der neurologischen Untersuchung finden Sie vollständige Bewegungsverluste der Beine; Befehle werden ausgeführt. Die Flexion im Ellbogen ist gut, die Abduktion der Schulter kräftig, ebenso die Dorsalextension des Handgelenks. Streckung und Beugung der Finger, sowie Palmarflexion des Handgelenks können nicht ausgeführt werden. Die Fingerspreizer sind nicht innerviert. Nur die Bizepssehnen und der Reflex des M. brachioradialis sind auslösbar.*
Sie diagnostizieren eine Tetraplegie mit Schädigung folgender Etage:

A
1. C_4.
2. C_5.
3. C_6.
4. C_7.
5. Th_1.

L
4.

K
C_6 ist die letzte intakte Wurzel, die Schädigung muß demnach auf Höhe des Segments C_6/C_7 stattgefunden haben.

145 *Folgende Aussage trifft nicht für das klassische Schleudertrauma der HWS zu:*

A
1. Die Beschwerden können bis zu 1-4 Jahren nach dem Unfall persistieren.
2. Schwindel- und Falltendenz nach dem Schleudertrauma können auf ein Vertebralissyndrom zurückzuführen sein.
3. Häufig sind pathologische Veränderungen im Röntgenbild als Spätfolge erkennbar.
4. Die Degeneration mit entsprechenden röntgenologischen Zeichen wird durch ein Schleudertrauma beschleunigt.
5. Vorbestehende degenerativossäre Veränderungen verschlechtern die Prognose der Beschwerden nach Schleudertrauma.

L
3.

K
Bei dieser Art Verletzung findet sich häufig eine Rentenneurose (klassisches Ereignis: der Patient wird von hinten mit dem Auto angefahren). Ein anatomisches Substrat für die oft unbestimmten und uncharakteristischen Beschwerden kann lediglich bei 4% der Patienten gefunden werden. Lediglich als sekundäre Instabilitätszeichen können ventrale und dorsale Osteophyten auftreten.

146 *Sie diagnostizieren klinisch einen Ausfall der Wurzel C_6. Im zervikalen Myelogramm ist deshalb ein Bandscheibenvorfall auf folgender Etage zu vermuten:*

A
1. C_4/C_5.
2. C_5/C_6.
3. C_6/C_7.
4. C_7/C_8.

L
2.

K
Es gibt 8 Zervikalnerven, jedoch nur 7 Halswirbel. Durch diese Tatsache ergibt sich eine Verschiebung der Kompressionserscheinung zur nächsten, weiter distal liegenden Wurzel.
Merke: C_5/C_6 ist das beweglichste Segment der HWS und deshalb am anfälligsten für Diskushernien.

147 *Schwäche der Palmarflexion und fehlender Trizepssehnenreflex lassen auf eine Funktionsstörung der folgenden neurologischen Etage schließen:*

A
1. C_5.
2. C_6.
3. C_7.
4. C_8.
5. Th_1.

L
3.

K
Der M. triceps, die Handgelenkbeuger und die Fingerstrecker werden vorwiegend von C_7 versorgt. Die dabei beteiligten Muskeln sind: M. triceps (N. radialis), M. flexor carpi radialis (N. medianus) und M. extensor digitorum communis, M. extensor indicis und extensor und digiti minimi (N. radialis).
Merke: M. flexor carpi ulnaris wird von C_8 innerviert (N. medianus), jedoch überwiegt der radiale Flexor.
Die Sensibilität von C_7 ist im Mittelfingerbereich. Wegen der Überlappung von C_6 und C_8 ist diese jedoch kaum prüfbar.

148 *Auf der Notfallstation wird Ihnen ein Patient mit folgendem Röntgenbild zugewiesen. Klinisch finden Sie lediglich unspezifische Bewegungsschmerzen der ganzen HSW und der Schultergürtelmuskulatur. Aufgrund der Röntgenaufnahme (Abb. 6.7) stellen Sie folgende Verdachtsdiagnose:*

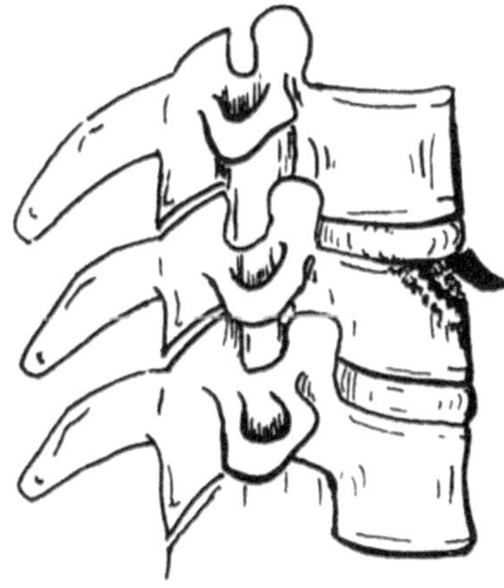

Abb. 6.7

A
1. Zustand nach Flexionstrauma.
2. Zustand nach Flexionstrauma mit ventraler Dislokation.
3. Zustand nach Rotationstrauma.
4. Zustand nach Hyperextensionstrauma.
5. Distorsion der HSW.

L
4.

K
Bei schwerem Hyperextensionstrauma, insbesondere mit dorsaler Dislokation, ist das vordere Längsband gerissen. Dabei wird oft ein vorderes Kantenfragment des benachbarten Wirbels abgerissen. Da nach diesen Traumen häufig eine Spontanreposition stattfindet, ist im Röntgenbild neben einer Weichteilschattenverbreiterung ventral das abgerissene ventrale Kantenfragment oft das einzige Zeichen einer Läsion.

149 *a) Bei Rückenbeschwerden aufgrund degenerativer Veränderungen der LWS ist die Spondylodese normalerweise die Therapie der Wahl,*

b) da die charakteristischen, röntgenologisch erkennbaren Veränderungen (Spondylarthrose usw.) auf die Lokalisation der Schmerzen hinweisen.

A

1. a) richtig b) richtig
2. a) richtig b) falsch
3. a) falsch b) richtig
4. a) falsch b) falsch

L

4.

K

Die Spondylodese ist keinesfalls die Therapie der Wahl zur Beseitigung der Rückenschmerzen. Sie stellt lediglich das letzte Glied in der Reihe verschiedener Therapiemethoden dar. Einerseits ist der Eingriff technisch recht anspruchsvoll, andererseits besteht neben den allgemeinen Risiken eines operativen Eingriffs eine nicht unerhebliche Gefahr der Pseudarthrose. Die röntgenologischen Veränderungen sind oft irreführend, da diese trotz erheblichen Ausmaßes oft symptomlos sind. Zwecks einer sicheren Etagendiagnostik empfiehlt sich die Infiltration der Wirbelgelenke. Wird auf diese Weise das schmerzhafte Segment analgesiert, werden die Patienten häufig beschwerdefrei.

150 *Zu dem in Abb. 6.8 dargestellten Myelogramm gehören am ehesten folgende Symptome:*

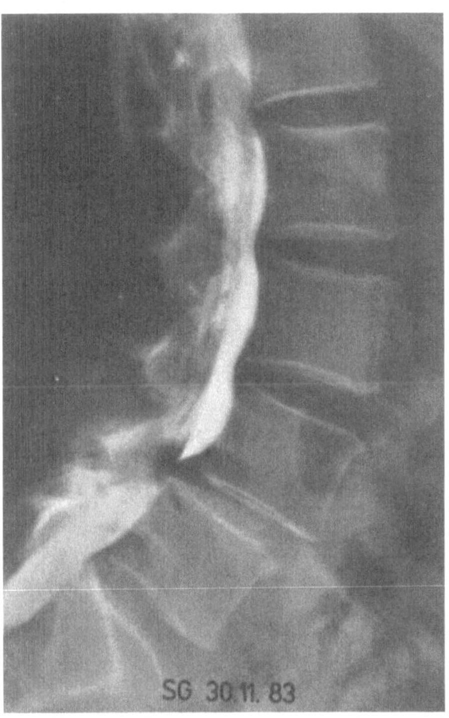

Abb. 6.8

A
1. Husten- und Niesschmerz.
2. Verstärkung der Beschwerden beim Lasègue-Test.
3. Verstärkung der Beschwerden bei Lordosierung der LWS.
4. Starke, lokale Beschwerden im Bereich L4/L5.
5. Akzentuierung der Beschwerden im Sitzen.

L
3., 4.

K
Es handelt sich um eine Spinalkanalstenose aufgrund eines Wirbelgleitens von L4 über L5. Die unter 1., 2. und 5. angegebenen Symptome sind typisch für die Diskushernie.

151 *Welche Aussagen über die Spondylolisthesis sind falsch?*

A

1. Die Progredienz des Gleitvorgangs findet v.a. im Wachstum statt.
2. Die wirksamste Prophylaxe gegen eine weitere Progredienz ist intensives Rükkenmuskulaturtraining wie Schwimmen usw.
3. Die Spondylolisthesis kann auch bei erheblicher Dislokation symptomlos bleiben.
4. Die Spondylolisthesis kommt gelegentlich familiär gehäuft vor.
5. Die Ursache der Spondylolisthesis ist meist traumatisch.
6. In 80% ist das Segment L_5/S_1 betroffen.

L

2., 5.

K

Ad 2: Bei eingetretenem Gleitvorgang nützt auch eine kräftige Muskulatur nichts mehr. Gerade Schwimmen mit Lordosierung der LWS ist ungünstig!
Ad 5: Die traumatische Genese der Spondylolisthesis dürfte die Ausnahme darstellen. Diskutiert werden v.a. eine Anlagestörung der interartikulären Portion mit Dysplasie.

152 *Zur Erfassung der Schwere der Spondylolisthesis wird eine Gradeinteilung von I-IV angewendet. Das Kriterium dafür ist:*

A

1. Verschmälerung der Bandscheibe unter dem Wirbel, der die Spondylodese aufweist.
2. Um wieviel Prozent der lysierte Wirbel gegenüber dem ihm nachfolgenden verschoben ist.
3. Grad der Kyphosierung, bedingt durch die Spondylolyse.
4. Ausmaß der klinischen Symptomatik (Schmerzen).

L

2.

K

Kriterium für die Gradeinteilung ist die prozentuale Verschiebung des Wirbels mit dem Bogendefekt gegenüber der Breite der Deckplatte des nächstfolgenden Wirbels.
Grad I wäre somit eine Verschiebung bis zu 25%, Grad II eine solche von 25-50%. Problematisch wird diese Einteilung, wenn zusätzlich eine ventrale Abkippung des oberen Wirbels zur einen Schiebebewegung hinzukommt.

153 *Sie werden von einem 25jährigen Patienten wegen Rückenbeschwerden konsultiert. Nach einem anfänglichen akuten Stadium mit starken Schmerzen im Lumbalbereich haben die Beschwerden nun eher chronischen Charakter, sind aber seit kurzem wieder so intensiv, daß der körperlich tätige Patient nicht mehr arbeiten kann. Sie finden außer einem (fraglich) einseitig abgeschwächten Achillessehnenreflex keine pathologischen Befunde. Was unternehmen Sie, nachdem Sie röntgenologisch eine Spondylolisthesis Grad I festgestellt haben?*

A

1. Sie erklären dem Patienten das Wesen der Spondylolisthesis, da dies die Ursache der Beschwerden ist. Falls keine Progression der Spondylolisthesis festzustellen ist, ist keine operative Therapie nötig.
2. Sie veranlassen ein Computertomogramm.
3. Sie veranlassen ein lumbales Myelogramm.
4. Sie verordnen Physiotherapie und stellen während dieser Therapiezeit ein Arbeitsunfähigkeitszeugnis aus.
5. Sie erklären den Mann für arbeitsfähig, da Bewegung gleichzeitig Therapie darstellt.

L

3., (2.)

K

Obwohl die wichtigen klinischen Symptome für die Diskushernie (Preßschmerz, Lasègue-Zeichen positiv und verminderte LWS-Beweglichkeit) fehlen, muß eine Wurzelkompression in Betracht gezogen werden. Die einfachste und billigste Methode ist in diesem Fall die Myolographie (auch zum Ausschluß anderer, evtl. bösartiger Prozesse geeignet). Ein Computertomogramm bringt dieselbe Auskunft, ist aber apparativ aufwendig.
Ad 1: Die Spondylodese bzw. die Spondylolisthesis kann höchstens nach Ausschluß der übrigen Möglichkeiten für die Beschwerden verantwortlich gemacht werden; findet man doch bei 5-7% der Bevölkerung eine Spondylolyse und bei 2-4% eine Spondylolisthesis als Zufallsbefund ohne Beschwerden.

154 *In der folgenden Abbildung ist eine hochgradige, knickbogige Kyphose, bedingt durch Spondylodiscitis tuberculosa dargestellt. Folgende Aussagen sind richtig:*

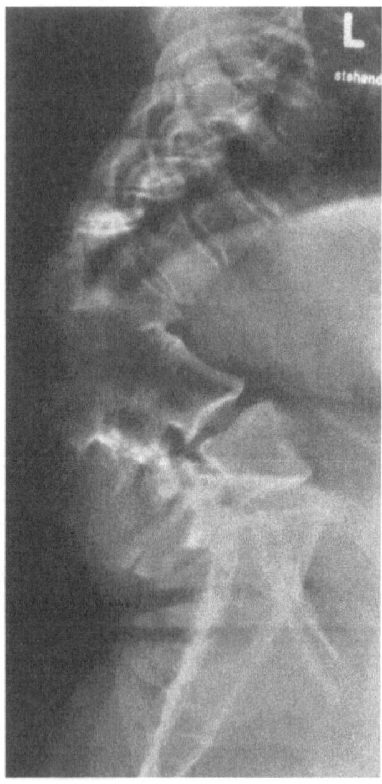

Abb. 6.9

A
1. Da die Tuberkulose das Nervensystem nicht direkt befällt, sind gewöhnlich keine neurologischen Ausfallerscheinungen zu beobachten.
2. Bei der abgebildeten Kyphose wird die Korrektur vorzugsweise von dorsal durchgeführt.
3. Eine operative Korrektur kann nur nach kräftiger, präoperativer Korrektur durch Extension ausgeführt werden.
4. Kyphosen von diesem Ausmaß treten nur postinfektiös auf.
5. Keine der obigen Aussagen ist richtig.

L
5.

K
Ad 1: Paraplegien (sog. Pott-Lähmung) sind bei der Tuberkulose recht häufig anzutreffen, dies in erster Linie bedingt durch mechanische Schädigung des Rückenmarks durch die Deformierung.
Ad 2: Kyphosen dieses Ausmaßes befürfen meist einer ventralen Korrektur mit Spondylektomie. Eine einfache Aufrichtung bringt die Gefahr einer zusätzlichen Überdehnung des Rückenmarks mit sich. Aus demselben Grund darf nur mit äußerster Vorsicht und genauer Überwachung des Patienten präoperativ extendiert werden. (Antwort 3.).
Ad 4: Knickbogige Kyphosen können neben der infektiösen Ätiologie eine posttraumatische oder kongenitale Ursache haben. Gelegentlich treten solche Kyphosen auch nach Laminektomie auf.

155 *a) Das Cauda-equina-Syndrom kann durch eine mediane Diskushernie verursacht werden*

b) und wird in der Regel konservativ mit Extension, Analgetika, Physiotherapie usw. behandelt.

A
1. a) richtig b) richtig
2. a) richtig b) falsch
3. a) falsch b) richtig
4. a) falsch b) falsch

L
2.

K
Das Cauda-equina-Syndrom ist selten, aber eine akute Notfallsituation. Wird das gewöhnlich von einer medianen Diskushernie verursachte Kompressionssyndrom nicht sofort beseitigt, muß mit einer Dauerschädigung gerechnet werden. Erstes Symptom ist die Harnverhaltung, nach und nach werden aber alle vegetativen Funktionen der unteren Extremität eingeschränkt.

156 *Bei einem Patienten, der einen Sturz aus 4 m Höhe erlitt, diagnostizieren Sie röntgenologisch eine Berstungsfraktur des 4. Lendenwirbelkörpers. Neben einem abgeschwächten Achillessehnenreflex stellen Sie eine Hyposensibilität im Bereich des medialen Fußrands fest. Die genaue Betrachtung des seitlichen Röntgenbilds weckt den Verdacht eines in den Wirbelkanal dislozierten Fragments.*
Welche Schritte unternehmen Sie?

A
1. Sofortige operative Revision des Spinalkanals.
2. Myelogramm.
3. Computertomographie.
4. Schichtaufnahmen im seitlichen Strahlengang.

L
3., (2., 4.)

K
Zur genauen Diagnostik der einzelnen Knochenfragmente hat sich die Computertomographie besonders bewährt. Steht eine solche nicht, und stehen darüber hinaus nur beschränkte röntgenologische Mittel zur Verfügung, ist die Lumbalpunktion die schnellste und billigste Methode, eine erhebliche Verletzung des Rückenmarks festzustellen. Dies ist der Fall, wenn blutiger Liquor austritt.

157 *Bei Ihrem Patienten mit Rückenbeschwerden finden Sie eine Hypästhesie am lateralen Unterschenkel und über den Zehen II-IV. Motorisch läßt sich eine Zehenheberschwäche feststellen. Aufgrund dieser klinischen Befunde erwarten Sie im durchgeführten Myologramm eine Wurzelkompression von:*

A
1. L_2.
2. L_4.
3. L_5.
4. S_1.

L
3.

K
L_5 innerviert mit dem motorischen Ast (N. peronaeus profundus) den M. extensor hallucis longus sowie den kurzen und den langen Zehenheber. Auf dieser Höhe sind die Reflexe schlecht prüfbar. An der Insertionsstelle des M. tibialis posterior am Os naviculare gelingt es manchmal, eine Eversion und Flexion als Reflexbewegung auszulösen.

Kapitel 7

Becken und Hüfte

158 *Welcher der unten angeführten Muskeln ist im Zusammenhang mit der Austrittsstelle des N. ischiadicus von Wichtigkeit?*

A
1. M. glutaeus maximus.
2. M. piriformis.
3. M. obturatorius externus.
4. M. obturatorius internus.
5. M. quadratus femoris.

L
2.

K
In ca. 90% der Fälle verläßt der N. ischiadicus unmittelbar am unteren Rand des M. piriformis das Becken, in ca. 10% durchdringen Faseranteile des N. ischiadicus den M. piriformis.

159 *Beim lateralen Zugang nach Watson Jones kommen nach Durchtrennen der Faszie folgende Muskeln ins Blickfeld:*

A
1. M. glutaeus minimus.
2. M. glutaeus medius.
3. M. glutaeus maximus.
4. M. vastus medialis.
5. M. vastus lateralis.

L
2., 5.

K
Der Eintritt zu den medialen Kapselstrukturen liegt in dem Dreieck, das vom M. vastus lateralis, M. glutaeus medius und dem oberen Rand der längsgespaltenen Faszie gebildet wird.

160 *Benennen Sie die mit Ziffern bezeichneten Muskelansatzstellen nachfolgender Abbildung eines proximalen Femurs von ventral (Abb. 7.1).*

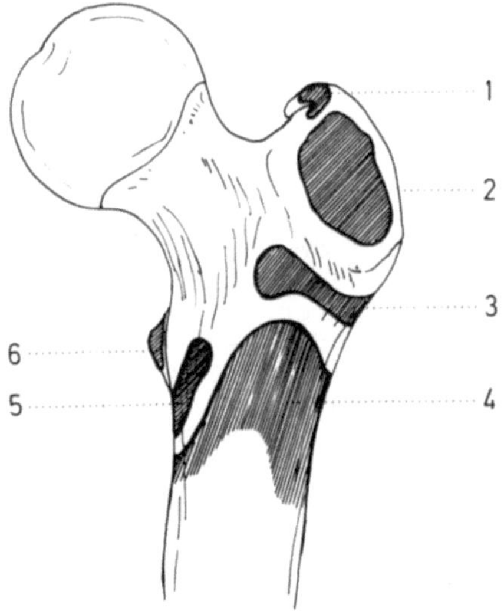

Abb. 7.1

A
1: ....
2: ....
3: ....
4: ....
5: ....
6: ....

L
1. M. piriformis.
2. M. glutaeus minimus.
3. M. vastus lateralis.
4. M. vastus intermedius.
5. M. vastus medialis.
6. M. proas major (und M. iliacus).

161 *Bei einem 23jährigen Soldaten treten Hüftschmerzen auf. Abgesehen von der erhöhten körperlichen Belastung während des Militärdienstes ist kein Trauma eruierbar. Klinisch besteht ein Bewegungs- und Belastungsschmerz. Röntgenologisch sind keine pathologischen Befunde zu erheben. Welche Diagnose ist am wahrscheinlichsten?*

A
1. Hüftkatarrh.
2. Beginnende Hüftkopfnekrose.
3. Ermüdungsfraktur des Schenkelhalses.
4. Ermüdungsfraktur des Os pubis.
5. Insertionstendinose des M. iliopsoas.

L
2.

K
Auch bei röntgenologisch unauffälligem Befund sollte bei männlichen Patienten differential-diagnostisch an eine beginnende Hüftkopfnekrose gedacht werden.

162 *Ein 35jähriger Patient klagt über Beschwerden im Bereich der rechten Hüfte, an der er vor 9 Monaten wegen subkapitaler Schenkelhalsfraktur operiert wurde. Anamnestisch und klinisch finden sich diskrete Arthrosezeichen. Richtigerweise vermuten Sie eine Nekrose des Femurkopfs. Dabei kann der Femurkopf die folgenden 2 röntgenologischen Aspekte aufweisen.*

A

1. Eine vermehrte Knochendichte gegenüber der gesunden Seite.
2. Eine verminderte Knochendichte im Vergleich zur gesunden Seite.
3. Eine unveränderte Knochendichte im Vergleich zur Gegenseite.
4. Eine vermehrte Knochendichte im Vergleich zur umgebenden Knochenstruktur des Schenkelhalses.
5. Eine verminderte Knochendichte im Vergleich zur umgebenden Knochenstruktur des Schenkelhalses.

L

3. und 4.

K

Durch die fehlenden Umbauvorgänge, bedingt durch die Unterbrechung der Blutversorgung, bleibt der Zustand der Kalzifikation ab dem Unfalldatum unverändert. Dadurch resultiert im Vergleich zur unverletzten Seite eine gleiche Knochendichte, im Vergleich zur umgebenden Knochenstruktur des Schenkelhalses, der der schonungsbedingten Osteoporose unterlag, jedoch eine vermehrte röntgenologische Knochendichte.

163 *Sie stellen bei einem jugendlichen Patienten, der Sie wegen Hüftschmerzen aufsucht, im a.-p.-Röntgenbild eine beginnende Koxarthrose fest. Sie entscheiden sich für eine intertrochantere Osteotomie mit der Absicht, den begrenzten arthrotischen Anteil aus der Belastungszone herauszudrehen. Was unternehmen Sie zur weiteren präoperativen Abklärung?*

A
1. Szintigraphie.
2. Funktionsaufnahmen in Abduktion/Adduktion, Extension/Flexion.
3. Computertomographie zur Bestimmung der Klingenlänge.
4. Hüftpunktion und Arthrographie.
5. Genaue röntgenologische Ausmessung der Beinachsen.

L
2.

K
Anamnestisch hat sich zur Identifizierung der besten Einstellung des Hüftkopfs in der Pfanne die Erfragung der sog. "position de comfort" bewährt. Dies ist die Stellung, die der Patient unwillkürlich z.B. im Schlaf einnimmt, da sie am wenigsten schmerzhaft ist. Röntgenologisch kann die ideale Einstellung des Hüftkopfs mit Funktionsaufnahmen in den verschiedenen Extremstellungen bestimmt werden.

164 *Zählen Sie 4 konservative Therapiemöglichkeiten bei noch nicht zu weit fortgeschrittener Koxarthrose auf:*

A
1: ....
2: ....
3: ....
4: ....

L
1. Physiotherapie (Fango, Bädertherapie, Heilgymnastik usw.).
2. Medikamentöse Therapie (Salizylate, Indometazin, usw.).
3. Intraartikuläre Injektionen (Lokalanästhesie, Kortison).
4. Orthopädische Hilfsapparate (Absatzerhöhung, Gummipufferabsatz, Hüftschienung, Stöcke).

165 *Bei einer schmerzhaften Koxarthrose kann ein Handstock Entlastung bringen. Auf welche Seite empfehlen Sie die Benutzung des Stocks und warum?*

A
1. Ipsilateral.
2. Kontralateral.

L
2.

K
Der Stock soll auf der Gegenseite der erkrankten Hüfte getragen werden. Dadurch kann die Wirkung des M. glutaeus medius mit einem größeren Hebelarm untersützt werden.

166 *Ihr Patient ist Totalprothesenträger der linken Hüfte seit 8 Jahren. Vor 3 Jahren wurde die Prothese wegen Lockerung gewechselt. Vor einigen Wochen traten erneut Beschwerden in der Hüftregion auf. Ihre Abklärungen ergaben eine erneute Lockerung, diesmal mit Infektionsverdacht, den Sie durch Punktion bestätigen konnten. Zu welchem Eingriff entschliessen Sie sich am ehesten?*

A
1. Girdlestone-Operation (Gelenkresektion).
2. Arthrodese mit Platte.
3. Erneutes Auswechseln der Prothese.
4. Auswechseln der Prothese, aber Einsetzen einer zementlosen Prothese.
5. Entfernung der Prothese und Einbringen einer "Doppelcup-Arthrosplastik".

L
1.

K
Wenn auch in den Literaturangaben über erfolgreiche Direktimplantationen mit oder ohne Zement berichtet wird (Morscher 1971), dürfte der sicherste Therapieweg die vollständige Entfernung der Prothese sein. Immerhin besteht ein erhebliches Risiko des Wiederaufflackern des Infekts, bedingt durch den anwesenden Fremdkörper. Falls sich die Infektionszeichen später völlig beruhigen, kann notfalls eine neue Prothese eingesetzt werden.

167 *Die postoperative Lagerung im Bett bei der Implantation einer Totalprothese der Hüfte ist sinnvollerweise:*

A
1. Außenrotation und Abduktion.
2. Innenrotation und Abduktion.
3. Außenrotation und Adduktion.
4. Leichte Flexion und Abduktion.
5. Leichte Flexion und Innenrotation.

L
2.

K
Um der Luxationstendenz der frisch implantierten Prothese entgegenzuwirken, sollte die Innenrotation mit Abduktion gewählt werden. Dazu legt man entweder einen Keil zwischen die Beine oder kontrolliert die Stellung des Beines durch eine Schaumgummischiene.

168 *Folgende anatomische Eigenarten können Ursache für eine "schnellende Hüfte" sein.*

A
1. Coxa valga.
2. Coxa vara.
3. Beinlängendifferenz (ipsilateral länger).
4. Verminderte Antetorsion.
5. Hüftflexionskontraktur.

L
2. und 3.

K
Ursache für eine sogenannte "schnellende Hüfte" ist eine effektive oder funktionelle Prominenz des Trochanter major. Durch Flexion/Extension in der Hüfte kann der kräftige Tractus iliotibialis - meist bei jungen Leuten - eine Art "Schnapphänomen" hervorrufen. Mögliche Therapien sind Schuherhöhung der Gegenseite (relative Valgisierung) oder operative Traktusspaltung.

169 *Ein 35jähriger Patient sucht Sie wegen belastungsabhängigen, einseitigen Hüftbeschwerden auf. Klinisch besteht lediglich ein unbestimmter Endphasenschmerz. Röntgenologisch fällt eine etwas unregelmäßige Kopfstruktur auf. Anamnestisch können Sie erwieren, daß bei dem Patienten vor 12 Monaten eine Nierentransplantation durchgeführt wurde. Welche Diagnose stellen Sie?*

A
1. Frühe Koxarthrose.
2. Femurkopfnekrose.
3. Chronische Polyarthritis.
4. Retroperitonealer Absezß.
5. Septische Koxitis.

L
2.

K
Typisch für das Auftreten einer Femurkopfnekrose beim männlichen Patienten ist der mittlere Lebensabschnitt. Häufig ist sie idiopathisch oder kortisonbedingt (nach Transplantation). Alkoholabusus und die sog. Caissonkrankheit sind weitere mögliche Ursachen.

170 *Welche Operationen sind bei einer Residualdysplasie, die im 3. Lebensjahrzehnt arhtrotische Schmerzen verursacht, möglich?*

A
1: ....
2: ....
3: ....
4: ....

L
1. Osteotomie, intertrochanter.
2. Beckenosteotomie nach Chiari, Steel, Lecour u.a.
3. Arthrodese.
4. Totalendoprothese.

171 *a) Eine Schenkelhalsfraktur beim älteren Menschen sollte unbedingt operativ versorgt werden,*

b) da bei konservativer Therapie oft störende Fehlstellungen in Kauf genommen werden müssen.

A

1. a) richtig b) richtig
2. a) richtig b) falsch
3. a) falsch b) richtig
4. a) falsch b) falsch

L

2.

K

Die Operation erfolgt nicht wegen einer möglichen Fehlstellung, sondern wegen der Bettlägrigkeit. Die Behinderung bei älteren, wenig mobilen Menschen durch eine Fehlstellung wäre an sich gering. Hingegen sind die Komplikationen, verbunden mit einer längeren Bettlägrigkeit, besonders mit Extension, erheblich (hypostatische Pneumonie, Dekubitus, Thrombosen usw.).

172 *Zeichnen Sie 3 verschiedene Möglichkeiten zur Versorgung der medialen Schenkelhalsfraktur ein.*

A

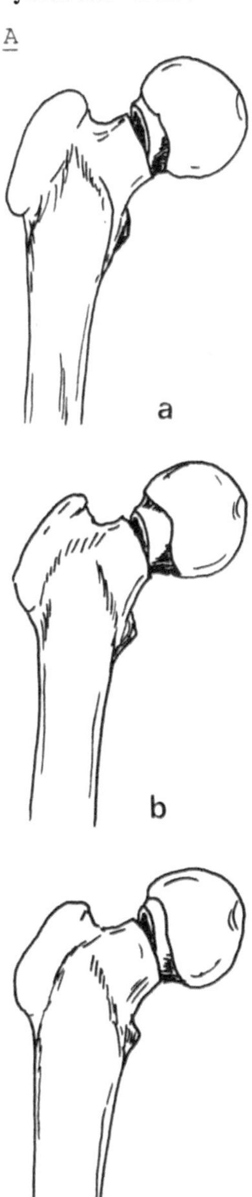

Abb. 7.2

L

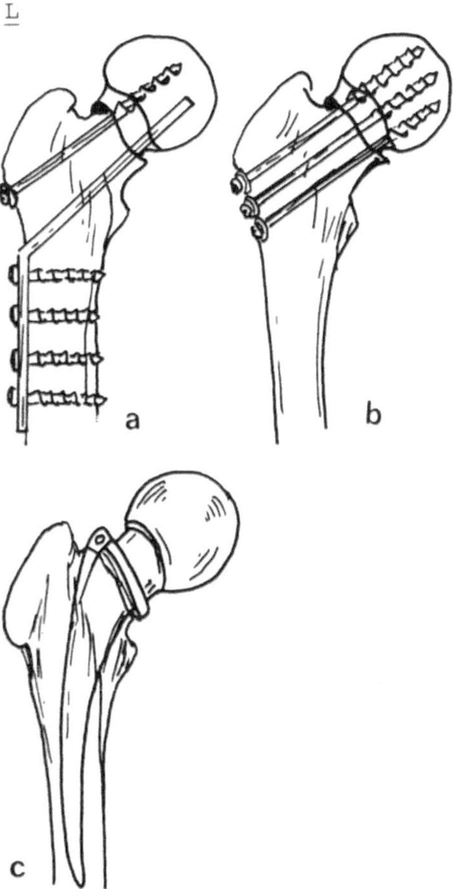

Abb. 7.3

K

Beachte: Der entscheidende Schritt ist nicht die Fixierung, sondern die Valgisierung ("Hut auf den Haken"). Die Implantate dienen lediglich zur Beibehaltung dieser Reposition (Weber 1979).

173 *Eine 79jährige Patientin stürzt auf ihre linke Hüfte. Bei klinischen Frakturzeichen wie Bewegungsschmerz, leichter Außenrotation und Verkürzung des linken Beins diagnostizieren Sie anhand des Röntgenbilds eine mediale Schenkelhalsfraktur. Was unternehmen Sie (Abb. 7.4)?*

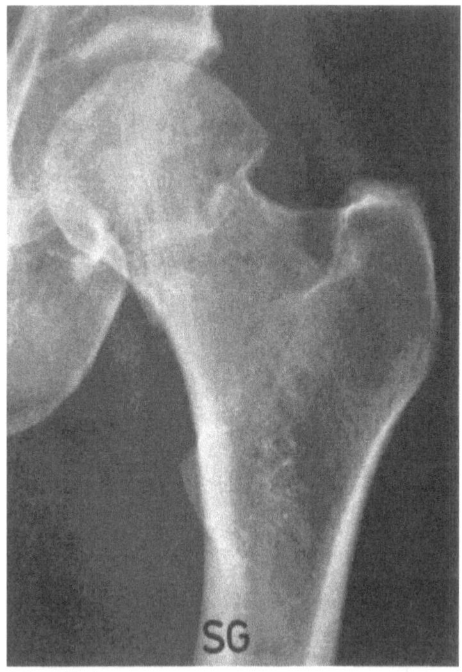

Abb. 7.4

A
1. Osteosynthese.
2. Kopfprothese.
3. Ender-Nagelung.
4. Extension.
5. Funktionelle Behandlung.

L
5.

K
Es handelt sich um eine Abduktionsfraktur, die normalerweise stabil ist. Es ist deshalb durchaus gerechtfertigt, eine funktionelle Behandlung mit Mobilisation an Stöcken ab dem 5. Tag zu versuchen. Falls die gewöhnlich vorhandene, dorsale Trümmerzone unter Belastung doch zu einem Abrutschen des Kopfs führen sollte, kann immer noch eine operative Sanierung durchgeführt werden. Im vorliegenden Fall war eine solche nicht notwendig. Unter Teilbelastung während 8 Wochen konsolidierte die Fraktur.

174 *Das nachfolgende Röntgenbild stellt eine fortschrittene Koxarthrose dar. Der 54jährige Patient leidet seit 12 Monaten an zunehmend invalidisierenden Schmerzen. Die fortschreitende Bewegungseinschränkung verunmöglicht ihm zunehmend seiner Arbeit nachzugehen (Abb. 7.5).*

a) Die Therapie der Wahl besteht im Einsetzen einer Totalendoprothese,

b) da der Patient sowieso im Idealalter für eine Totalendoprothese ist.

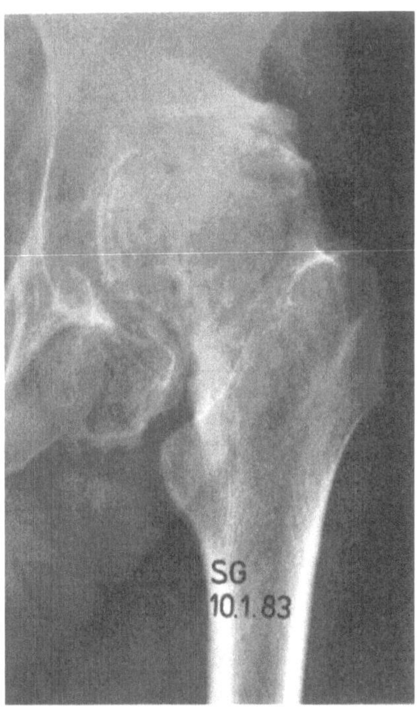

Abb. 7.5

A
1. a) richtig b) richtig
2. a) richtig b) falsch
3. a) falsch b) richtig
4. a) falsch b) falsch

L
4.

K
Es wäre schon eine ausgesprochen optimistische Haltung, dem Patienten zu versprechen, eine Totalendoprothese würde bis an sein Lebensende halten. Wir haben bei diesem Patienten eine Valgisationsosteotomie intertrochanter versucht. Das erfreuliche Ergebnis mit Rückgang der Beschwerden und deutlicher Verbreiterung des Gelenkspalts ist 13 Monate postoperativ in nachfolgender Abbildung zu sehen.

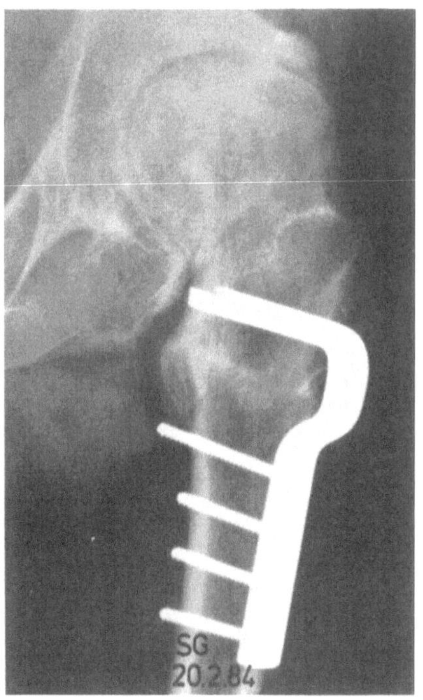

Abb. 7.6

175 *Zeichnen Sie 4 verschiedene Operationsmethoden zur Versorgung dieser lateralen Schenkelhalsfraktur ein.*

A

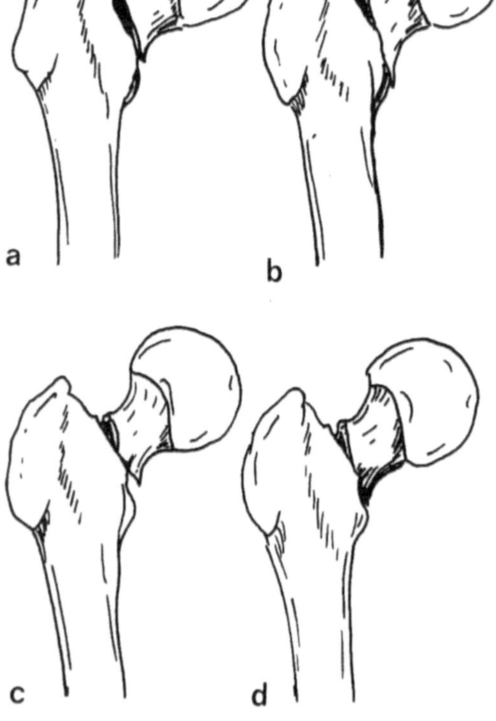

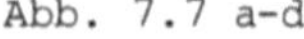
Abb. 7.7 a-d

L

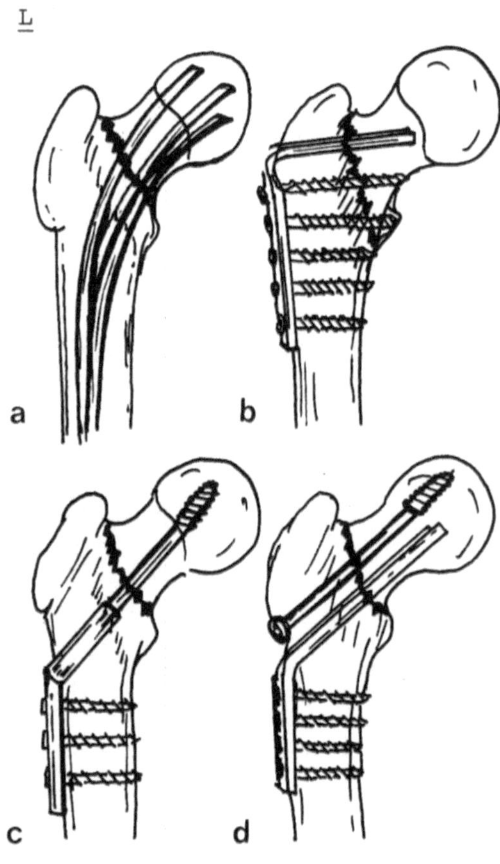

Abb. 7.8 a-d

176 *Ordnen Sie den folgenden beiden Frakturen des proximalen Femurs die nachstehenden Aussagen zu:*

1. Mediale Adduktionsfraktur.
2. Pertrochantere Fraktur.

a) Nekrosegefährdung.
b) Mediale Abstützung.
c) Reposition im leichten Valgus.
d) Fraktur des alten Menschen.
e) Im allgemeinen extraartikuläre Frakturen.

A
1: ....
2: ....

L
1: a), c)
2: b), c), d), e)

177 *Die Ender-Nagelung einer pertrochanteren Femurfraktur stellt eine gängige Fixationsmethode dar. Neben vielen Vorteilen muß jedoch häufig eine der nachfolgenden Komplikationen in Kauf genommen werden.*

A
1. Starkes Blutungsrisiko.
2. Erhebliche Strahlenbelastung.
3. Außenrotationsfehlstellung.
4. Instabilität und Varisation des Schenkelhalses.
5. Wundheilungsstörungen.

L
3., (2.)

K
Die Ender-Nagelung stellt bei geübtem Operateur ein rasches und wenig invasives Verfahren für die Fixation der proximalen Schenkelhals- und Femurfrakturen dar. Neben der Tatsache, daß die Fixation keine stabile Verbindung herstellt, muß häufig ein Rotationsfehler hingenommen werden. Da die Operation unter Bildverstärkerkontrolle durchgeführt wird, muß auch eine gewisse Strahlenbelastung in Kauf genommen werden.

178 *Der wichtigste operative Schritt bei der Versorgung einer medialen Adduktionsfraktur des Schenkelhalses ist:*

A
1. Die exakte anatomische Reposition.
2. Die zuverlässige Platten-/Schraubenfixation.
3. Die Überkorrektur der Reposition in Valgusstellung.
4. Die Plattenlage im Femurkopf.
5. Der ventrale Zugang.

L
3.

K
Eine sichere und stabile Sanierung einer medialen Adduktionsfraktur ist nur gewährleistet, wenn eine Überkorrektur in Valgusstellung erreicht werden kann. Wird diese sorgfältig ausgeführt und kann der Femurkopf gewissermaßen auf den Schenkelhals "aufgehängt" werden, ist die zusätzliche Fixation lediglich zur Retention notwendig, nicht aber zur Stabilisierung der Fraktur.

179 *Sie erhalten auf Ihrer Notfallstation eine 50jährige, bisher berufstätige Frau mit einer medialen Schenkelhalsfraktur. Welche Therapie schlagen Sie vor (Abb. 7.9)?*

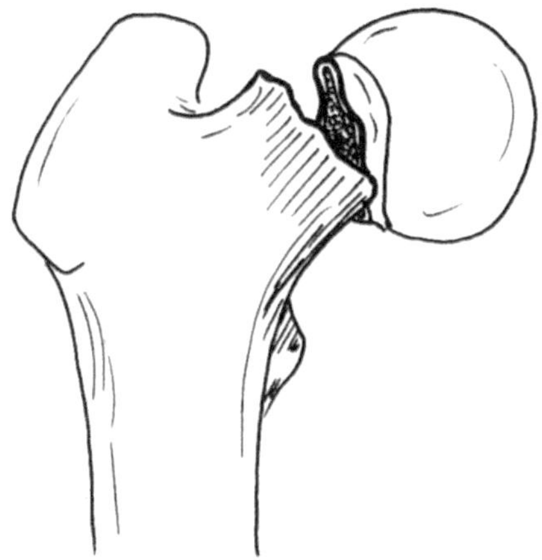

Abb. 7.9

A
1. Varisation intertrochanter.
2. Valgisierung intertrochanter.
3. Valgisierung der Fraktur.
4. Einsetzen einer Femurkopfprothese.
5. Einsetzen einer Hüfttotalprothese.

L
3.

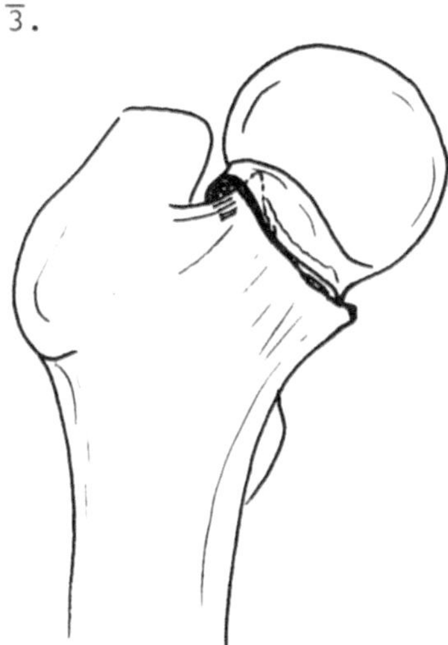

Abb. 7.10

K
Wir empfehlen hier die Valgisierung im Frakturspalt. Die Fixation mit Schrauben oder Platte wäre lediglich zur Fixation und Retention der Reposition geeignet. Durch Überführen der Adduktionsfraktur in eine Abduktionsfraktur erhält man eine Belastungsstabilität. Dieselbe Überlegung liegt einer valgisierenden intertrochanteren Osteotomie und Plattenfixation zugrunde. In beiden Fällen ist der Kopf hochgradig nekrosegefährdet. Dennoch scheint eine Erhaltung des Femurkopfs versuchsweise gerechtfertigt, da keinerlei Arthrosezeichen bei der oben genannten Patientin vorhanden waren.

180 *Das korrekte intraoperative Vorgehen zur offenen Reposition einer medialen Adduktionsfraktur ist:*

A
1. Innenrotation, Adduktion und Extension.
2. Außenrotation, Adduktion und Extension.
3. Innenrotation, Abduktion und Flexion.
4. Außenrotation, Abduktion und Flexion.
5. Innenrotation, Abduktion und Extension.

L
3.

K
Die Innenrotation ist zur Reposition der bei diesen Frakturen stets vorhandenen dorsalen Trümmerzone auszuführen. Durch die Abduktionsbewegung wird eine Valgusstellung erreicht.

181 *Ein jüngerer Patient erlitt eine mediale Schenkelhalsfraktur, die Sie mittels Schraubenosteosynthese reponiert und fixiert haben. Er erkundigt sich bei Ihnen über die voraussichtliche Prognose seiner verletzten Hüfte. Ihre Auskunft lautet wie folgt:*

A
1. Das Eintreten einer Fehlstellung ist wahrscheinlich. Eine 2. Operation zur Revalgisierung in einigen Wochen bis Monaten ist unumgänglich.
2. Das Risiko einer Störung der Blutversorgung und somit einer Ernährungsstörung des Kopfs ist recht groß. Mit einem Eingriff zur Versteifung bzw. zum Gelenkersatz muß gerechnet werden.
3. Diese Frakturen haben ein erhöhtes Risiko der Pseudarthrose.
4. Eine verfrühte Koxarthrose mit entsprechenden Komplikationen ist wahrscheinlich.

L
2.

K
Durch die anatomische Beschaffenheit der Blutversorgung des Femurkopfs können bei subkapitalen Frakturen die zuführenden Gefäße zerstört werden. Eine Nekrose kann bis zu 2-3 Jahren nach der Fraktur auftreten. Die Therapie wird je nach Alter Arthrodese oder Totalendoprothese sein.

182 *Sie bekommen einen 45jährigen Patienten mit der in Abb. 7.11 dargestellten Fraktur zugewiesen. Geben Sie ein geeignetes Osteosyntheseverfahren an.*

A

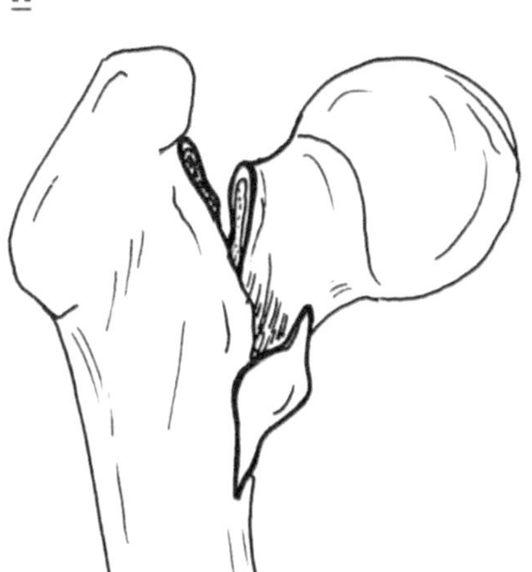

Abb. 7.11

L

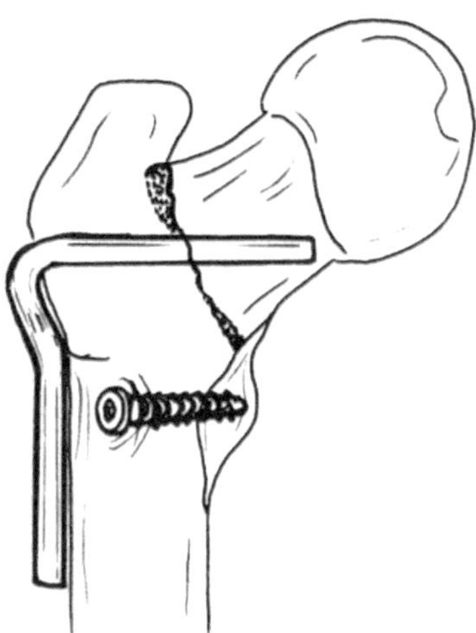

Abb. 7.12

K

Bei einem 45jährigen Patienten ist die Erhaltung des Femurkopfs wünschenswert. Wichtig ist dabei die Rekonstruktion des medialen Pfeilers in Valgusstellung. Eine zusätzliche Zugschraube kranial vermag die Stabilität zu erhöhen. Damit kann eine Nachvarisierung und Plattenbruch verhindert werden. Vorsicht ist geboten beim Einschlagen der Platte. Vorsichtiges Vorbohren verhindert eine übermäßige Druckentwicklung und/oder Frakturierung des Kopffragments sowie eine mögliche Nekrose.

183 *Die Versicherung bittet Sie, zur folgenden frischen Osteosynthese einer pertrochanteren Femurfraktur Stellung zu nehmen. Welchen der folgenden Punkte bezeichnen Sie als zu erwartende Komplikation?*

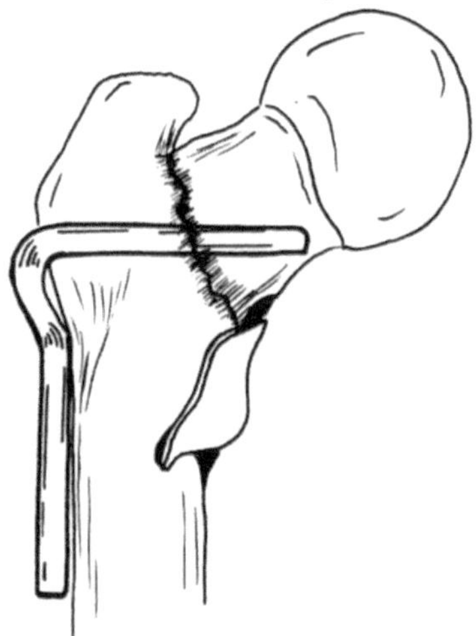

Abb. 7.13

A
1. Pseudarthrose.
2. Femurkopfnekrose.
3. Plattenbruch.
4. Infektion.
5. Iliopsoasinsuffizienz.

L
3., (als Folge von 3. evtl. 1.)

K
Die fehlende mediale Abstützung gefährdet die Stabilität der Platte. Die einzige Heilungsmöglichkeit besteht in der Varisation der Fraktur (bei Plattenbruch).

184 *Die Versicherung bittet Sie um weitere Therapievorschläge der bereits versorgten Fraktur aus Abb. 7.13 (Frage 183). Was schlagen Sie vor?*

A
1. Einsetzen einer Totalendoprothese.
2. Plattenwechsel.
3. Plattenwechsel und intertrochantere Valgisierung.
4. Einsetzen einer Femurkopfprothese.
5. Metallentfernung.
6. Plattenfraktur abwarten.

L
3.

K
Bei dieser steilen Pauwels-III-Fraktur ist eine Spontanheilung kaum zu erwarten. Wir schlagen deshalb ein aktives Vorgehen vor und befürworten die Valgisierung.

185 *Nennen Sie die beiden wahrscheinlichsten Komplikationen der in nachfolgender Abbildung dargestellten subkapitalen Schenkelhalsfraktur. Wie kann man sie verhindern?*

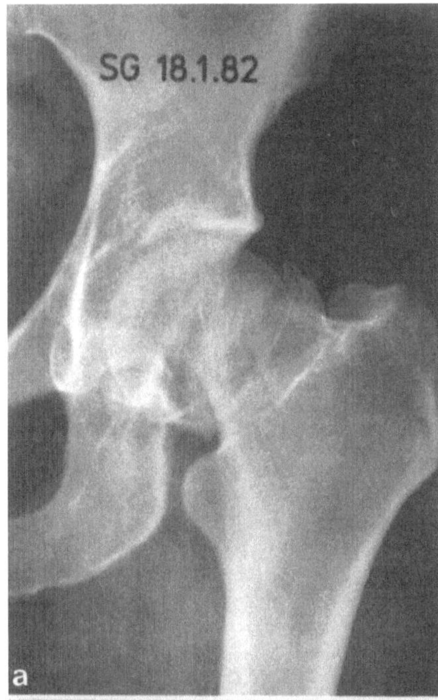

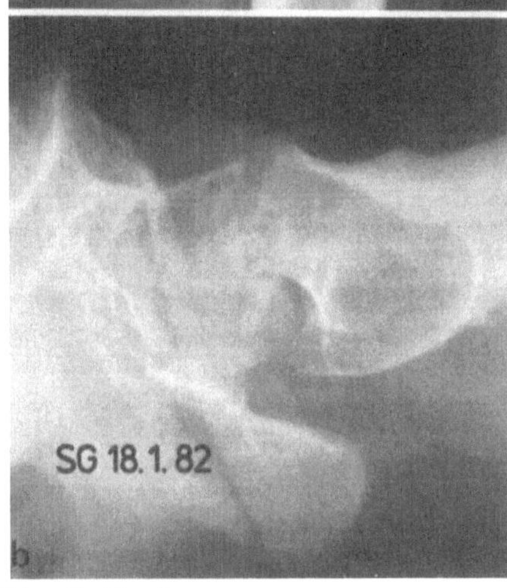

Abb. 7.14a,b

A
1. Komplikation: ....
   Prävention: ....
2. Komplikation: ....
   Prävention: ....

L
1. Komplikation: Nachvarisation durch Abrutschen des Kopffragments.
   Prävention: Fixation in Valgusstellung.
2. Komplikation: avaskuläre Nekrose.
   Prävention: möglichst schonende Operationstechnik.

K
Der Verlauf in Abb. 7.15 (19 Monate postoperativ) zeigt, daß sowohl eine Nekrose des Kopffragments als auch eine Varisation eingetreten sind. In diesem Fall entschlossen wir uns, eine Totalendoprothese einzusetzen.

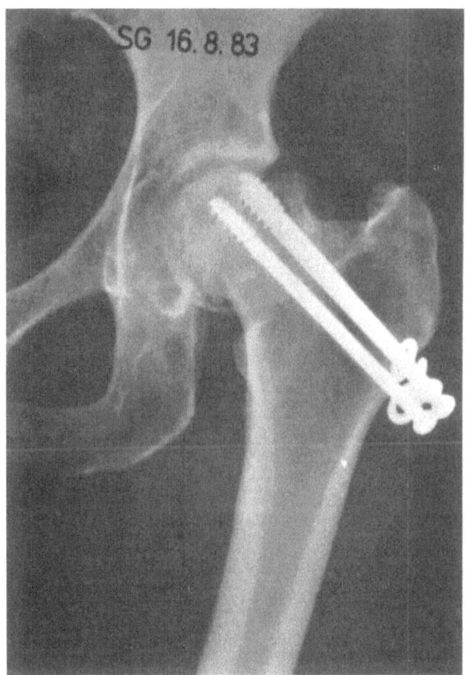

Abb. 7.15

186 *Sie haben eine Hüftarthrodese durchzuführen; welche Beinstellung streben Sie an?*

A
1. Innen-/Außenrotation: ....
2. Ab-/Adduktion: ....
3. Flexion/Extension: ....

L
1. Neutrale Rotation.
2. Adduktion von 5-10°.
3. Flexion von ca. 10°.

K
Es können keine absoluten Maße angegeben werden; diese richten sich nach den Bedürfnissen des Patienten. Während die Stellung bezüglich der Rotation auch in der Literatur einheitlich von 0-15° Außenrotation angegeben wird, hängt die Ab-/Adduktion mit der benötigten Beinverlängerung bzw. Verkürzung zusammen, und das Ausmaß der Flexion mit dem Beruf des Patienten. So kann einem Patienten mit sitzender Tätigkeit über etwas mehr Flexion das tägliche Leben wesentlich erleichtert werden.

187 *Eine traumatische Luxationsfraktur des Hüftkopfs nach dorsal mit dorsaler Abscherfraktur des Azetabulums erfordert folgende Therapie:*

A
1. Sofortige Reposition in Narkose.
2. Reposition in Narkose und operative Fixation des Fragments.
3. Sofortige Reposition und Extension.
4. Reposition und Frakturfixation innerhalb der ersten 10 Tage.

L
2., (3.)

K
Eine Reposition und Fixation ist nötig, da es sich bei Vorhandensein einer dorsalen Azetabulumabscherfraktur stets um eine instabile Luxationsfraktur der Hüfte handelt. Die Fixation kann mittels Extension oder Osteosynthese erreicht werden. Es ist wahrscheinlich, daß eine notfallmäßige Reposition die bessere Überlebenschance für den Femurkopf bietet, da im luxierten Zustand die Blutversorgung des Femurkopfs gefährdet sein dürfte.

188 *Sie möchten bei einer Azetabulumfraktur den ventralen Pfannenrand beurteilen. Welche Aufnahme fordern Sie an?*

1. Becken a.-p.
2. Aufnahme des Foramen obturatum.
3. Göb-Aufnahme.
4. Aufnahme der Ala iliaca.
5. Bársony-Aufnahme.

L
4.

K
Der ventrale Pfannenrand, die Incisura ischiadica und der dorsale Rand des Os ilium werden durch die Beckenschrägaufnahme in 45° zur Verletzung hin besonders gut dargestellt (sog. Ala-Aufnahme).

189 *a) Die ventralen Hüftpfannenrandbrüche sind seltener als die dorsalen.*

b) Ihre Rekonstruktion ist jedoch besonders wichtig, da der Kraftvektor senkrecht zur Bruchrichtung verläuft, und ohne Fixation eine entsprechende Instabilität resultiert.

A
1. a) richtig b) richtig
2. a) richtig b) falsch
3. a) falsch b) richtig
4. a) falsch b) falsch

L
2.

K
Der Kraftvektor verläuft in dorsokranialer Richtung. Demzufolge sind die dorsalen Pfannenbrüche häufiger und biomechanisch von entsprechender Wichtigkeit.

190 *Die Lagerung bei einer komplexen Azetabulumfraktur auf dem Operationstisch ist:*

A
1. Rückenlage.
2. Bauchlage.
3. Seitenlage.
4. Rückenlage mit Extension des Beins.
5. Halbseitenlage mit Extension.

L
3.

K
Bei Frakturen des vorderen und hinteren Pfeilers wird oft sowohl ein dorsaler als auch ein ventraler Zugang gleichzeitig benötigt; dies ist nur in Seitenlage möglich.

191 *Bei einem Verdacht auf Azetabulumfraktur wird Ihnen nachfolgende Beckenaufnahme vorgelegt. Wie heißt die Aufnahme, und was ist auf ihr besonders gut erkennbar?*

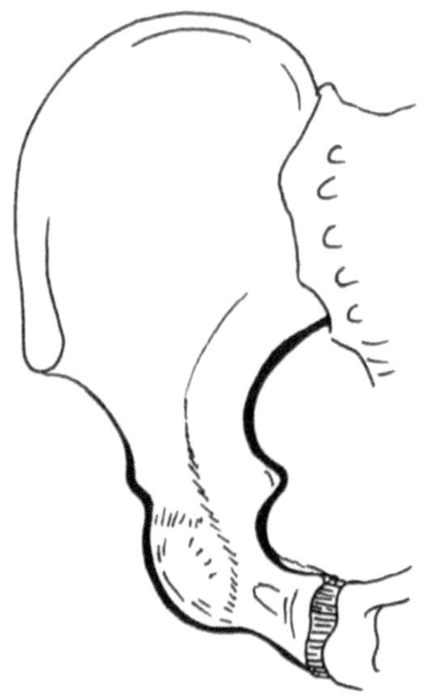

Abb. 7.16

A
1. Hüfte a.-p., Gelenkkongruenz.
2. Aufnahme der Ala iliaca, hinterer Pfeiler und ventraler Pfannenrand.
3. Aufnahme der Ala iliaca, hinterer Pfeiler und dorsaler Pfannenrand.
4. Aufnahme des Foramen obturatum, ventraler Pfeiler mit ventralem Pfannenrand.
5. Sakrumaufnahme.

L
2.

K
Man beachte, daß der hintere Pfeiler gleichzeitig mit dem ventralen Pfannenrand ohne wesentliche Überschneidungen zur Darstellung kommt.
Der Patient wird bei dieser Aufnahmetechnik 45° zur verletzten Seite hin geneigt und in dieser Position geröntgt.

192 *Nennen Sie 2 Therapiemöglichkeiten der in der folgenden Abbildung eingezeichneten Pseudarthrose des proximalen Femurs.*

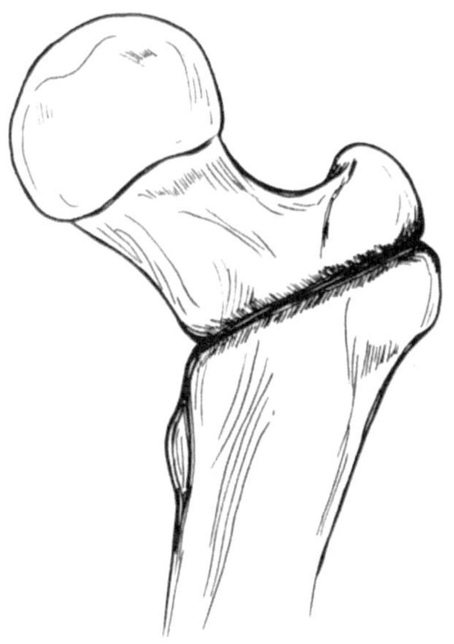

Abb. 7.17

A
1: ....
2: ....

L
1. Hakenplatte.

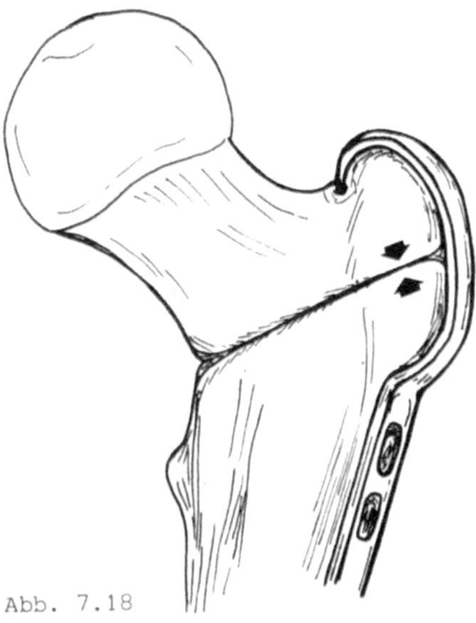

Abb. 7.18

2. Valgisierung intertrochanter.

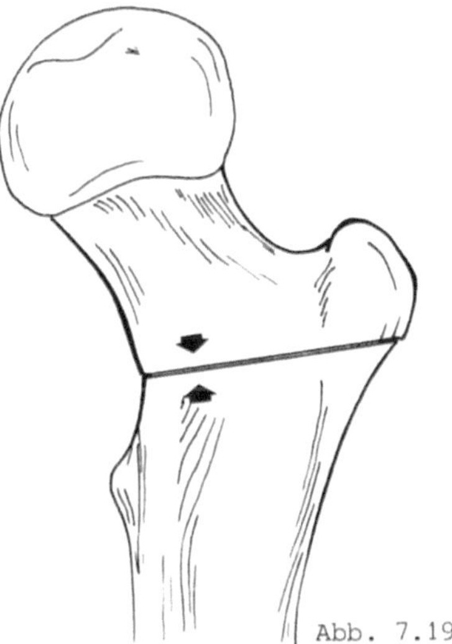

Abb. 7.19

K
Sobald die Pseudarthrose belastet werden kann, steht einer Heilung nichts mehr im Wege.

Kapitel 8

Femur

193 *a) Nach distalen Femurfrakturen kann eine Kniestrecksteife auftreten,*

b) weil durch die lange Ruhigstellung des Knies v.a. intraartikuläre Verwachsungen auftreten können.

A
1. a) richtig b) richtig
2. a) richtig b) falsch
3. a) falsch b) richtig
4. a) falsch b) falsch

L
2.

K
Bei distalen Femurfrakturen, auch bei nicht intraartikulären, können Verwachsungen auftreten. Dabei kommt es v.a. zu Verwachsungen des M. vastus intermedius am Femur. Dies, und nicht intraartikuläre Adhäsionen, behindern in 1. Linie die Flexion des Knies. Durch stabile Osteosynthese und frühzeitige Mobilisation sollte diese Komplikation jedoch vermeidbar sein. Falls aus anderen Gründen jedoch ruhiggestellt werden muß, sollte das Knie bereits unmittelbar postoperativ in Flexion gelagert werden (cave: Hautnekrose über der Patella).

194 *Folgende Aussage treffen für den Antetorsionswinkel des Schenkelhalses nicht zu:*

A
1. Nimmt intrauterin bis zur Geburt zu.
2. Ist am größten im Alter von 4-6 Jahren.
3. Nimmt im Erwachsenenalter zunehmend ab.
4. Nimmt kontinuierlich mit dem Wachstum zu.

L
2. und 4.

195 *Sie versehen eine Femurfraktur mit einer Druckplattenosteosynthese (AO-Methode). Wie häufig sollten die Schrauben pro Hauptfragment in der Substantia corticalis sicheren Halt finden, damit eine genügende Stabilisierung gewährleistet ist?*

A
1. 3mal.
2. 5mal.
3. 7mal.
4. 9mal.

L
3. (7mal, gemäß AO-Empfehlung).

196 *a) Eine Femurfraktur sollte möglichst operativ behandelt werden, am besten mit Marknagel,*

b) da dadurch die Heilungsdauer wesentlich verkürzt werden kann.

A
1. a) richtig b) richtig
2. a) richtig b) falsch
3. a) falsch b) richtig
4. a) falsch b) falsch

L
2.

K
Sowohl der Nagel wie auch eine biochemisch einwandfreie Platte am Femur erlauben eine funktionelle Nachbehandlung. Die Heilungsdauer bis zum Durchbau hingegen wird durch eine Osteosynthese nicht beschleunigt; im Gegenteil, durch ausgedehnte Entfernung des Periosts bei technisch unsachgemäßer Osteosynthese dauert der Durchbau der Fraktur eher länger.

197 *Für eine Femurmarknagelung wählen Sie folgende Lagerung auf dem Operationstisch:*

A
1. Seitenlage.
2. Bauchlage.
3. Rückenlage.

a) Mit Extension.
b) Ohne Extension.

L
1.b)

K
Für die Eintrittsstelle am Trochanter eignet sich die Seitenlage oder die Halbseitenlage. Die gleichzeitige Anwendung einer Extension ist umständlich. Wir ziehen die offene Reposition vor.

198 *Sie bekommen einen 5jährigen Patienten von einem Allgemeinpraktiker zugewiesen, weil es ihm nicht gelang, die frische Femurfraktur "bout à bout" zu reponieren. Bei der telefonischen Anmeldung werden Sie von ihm gefragt, welche der Stellungen am ehesten zu akzeptieren sei.*

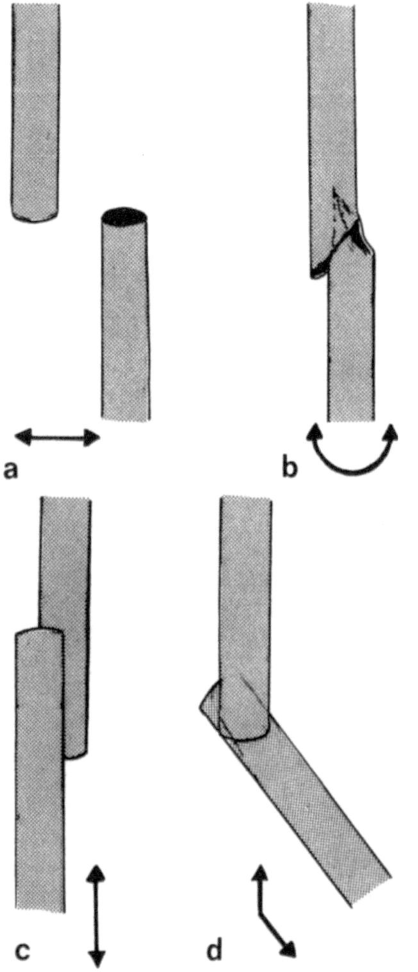

Abb. 8.1 a-d

A
1: a)
2: b)
3: c)
4: d)

L
3.

K
Bei Frakturen des Femurschafts im Wachstumalter kommt es bei konservativer Therapie, ganz besonders aber auch bei operativer Versorgung der Fraktur, zu einem überschießenden Längenwachstum. Dieses wird durch die kallusbedingte Hyperämie im Bereich der Epiphysenfuge erklärt. Je nach Alter beträgt das Mehrwachstum 0,5-2 cm (Weber 1979). Demnach ist eine leichte Verkürzung bei der Frakturreposition nicht nur tolerierbar, sondern sogar wünschenswert.

199 *Wählen Sie unter den folgenden postoperativen Lagerungen diejenige aus, die für eine diaphysäre Femurfraktur, die Sie verplattet haben, am geeignetsten erscheint:*

A
1. Bein gestreckt in Hochlagerungsschiene.
2. Fixation des Beines in rotationsstabiler Schaumgummischiene, horizontale Lagerung.
3. Hochlagerung mit ca. 30° Flexion im Knie.
4. Flexion in Hüfte und Knie, je 90°.

L
4.

K
Bei diaphysären Femurfrakturen besteht das Risiko, daß sich zwischen M. vastus intermedius und Femur Verwachsungen bilden. Tritt diese Verwachsung in gestreckter Stellung ein, ist die nachfolgende Beugehemmung außerordentlich schwierig zu therapieren. In der 90°-zu-90°-Stellung kann eine solche Beugebehinderung durch Verwachsung nicht eintreten.

200 *Sie haben sich bei einer Verlängerungsosteotomie für das System nach Wagner (1972) mit dem entsprechenden Verlängerungsapparat entschieden. Welches Vorgehen wählen Sie?*

A
1. Täglich 1,5-2 mm Verlängerung.
2. Täglich 1,5-2 cm Verlängerung.
3. Bei Anbringen der Osteotomie 1,5-2 cm verlängern und anschließend sukzessives Quengelung ca. 2 mm pro Tag.
4. 2 mm pro Tag Quengelung und vor der Stabilisierung mit der Platte 2 cm Verlängerung.
5. Belassen des Wagner-Apparates bis zur sicheren Konsolidierung der Verlängerung.

L
3.

K
Auf diese Weise kann bis zu 5 cm, die nach ca. 3 Wochen erreicht werden, relativ risikofrei verlängert werden. Anschließend kann der Wagner-Apparat entfernt werden und eine Platte angelegt werden. Gleichzeitig bietet sich die Möglichkeit zur Anlagerung von Spongiosa.

201 *Sie müssen eine Verkürzung von 6 cm am rechten Femur ausgleichen. Sie entschließen sich zur Verkürzungsosteotomie. Geben Sie erstens die Lage der Osteotomie an und zweitens deren Fixation.*

A
1: ....
2: ....

L
1. Diaphysär.
2. Marknagel.

K
Ein Marknagel mit diaphysärer Osteotomie und Entfernung des entsprechenden radiären Knochenstücks ist der intertrochanteren Osteotomie vorzuziehen. Diese eignet sich v.a. für Verkürzungen von weniger als 3 cm. Um die Rotationsstabilität trotz des Marknagels garantieren zu können, kann die Osteotomie entweder schräg angelegt werden oder die Osteotomie zusätzlich zur Marknagelung mit einer Platte fixiert werden.
Bei mehr als 8 cm Verkürzung muß mit einer Gefäßabknickung gerechnet werden.

202 *Am distalen Femur kann die Beinachse suprakondylär durch eine Keilentnahme korrigiert werden. Geben Sie die geeignete Fixation sowohl von lateral als auch von ventral an (nach AO-Empfehlung).*

A
1. Lateral: ....
2. Medial: ....

L
1. Lateral: 95°-Winkelplatte.
2. Medial: Kondylenplatte.

203 *Der Meralgia paraesthetica nocturna (sensible Störung am lateralen Femur) können folgende Krankheitsbilder oder anatomische Eigenheiten zugrunde liegen.*

A
1. Bandscheibenvorfall L 3/L 4.
2. Kompression des N. cutaneus femoris lateralis im Bereich der Spina iliaca anterior superior.
3. Kompression des N. obturatorius im Bereich des gleichnamigen Foramens.
4. Adipositas.
5. Diabetes mellitus.

L
2. und 4.

K
Der N. cutanaeus femoris lateralis (L_2/L_3) tritt medial von der Spina iliaca anterior superior durch das Lig. inguinale aus dem Becken aus. Er ist an dieser Stelle sehr stark mechanischen Einflüssen ausgesetzt. Adipositas oder auch Schwangerschaften können hier eine Kompression des Nervs und eine Hypästhesie am lateralen Oberschenkel bewirken. Gelegentlich finden hier auch Verletzungen des Nervs nach Beckenfrakturen statt.

Kapitel 9

Knie

204 *Welche Röntgenaufnahme neben der Standardaufnahme des Knies im a.-p. und im seitlichen Strahlengang ordnen Sie an, wenn Sie Verdacht auf eine Osteochondrosis dissecans haben?*

A
1. Gehaltene Aufnahmen in Varus- und Valgusstellung.
2. Gehaltene Aufnahmen in vorderer und hinterer Schubladenstellung.
3. Tunnelaufnahmen.
4. Patella axial.
5. Arthrographie.

L
3.

K
Bei der sogenannten Tunnelaufnahme mit dem Knie in gebeugter Stellung von ca. 30° ist eine einwandfreie Beurteilung der Femurkondylen möglich, wo der Ursprungsort der Osteochondrosis dissecans i.a. liegt.

205 *Welche der folgenden Krankheitsbeschreibungen ist nicht als Präarthrose des Kniegelenks aufzufassen?*

A
1. Patelladysplasie.
2. Zustand nach Meniskektomie.
3. M. Schlatter.
4. Osteochrondrosis dissecans.
5. pcP-Synovitis.

L
3.

K
Beim M. Schlatter handelt es sich um eine aseptische Knochennekrose der Tuberositas tibiae.

206 *Benennen Sie die mit Ziffern bezeichneten Band- und Muskelansätze in der nachfolgenden Abbildung eines Knies von dorsal.*

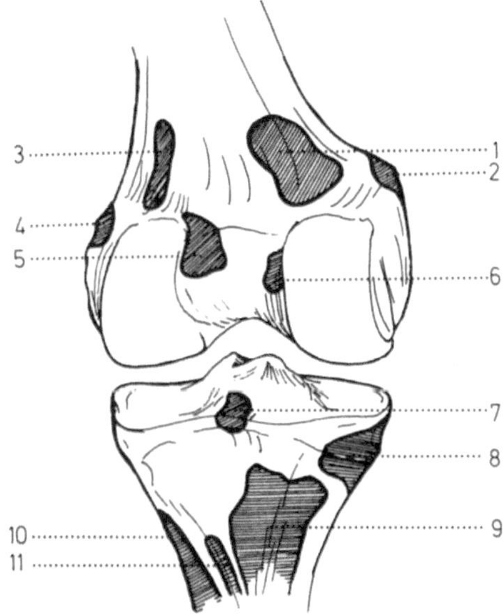

Abb. 9.1

A

1: ....
2: ....
3: ....
4: ....
5: ....
6: ....
7: ....
8: ....
9: ....
10: ....
11: ....

L

1. M. gastrocnemius, caput mediale.
2. M. adductor magnus.
3. M. plantaris.
4. M. gastrocnemius, caput laterale.
5. Vorderes Kreuzband.
6. Hinteres Kreuzband.
7. Hinteres Kreuzband, distaler Ansatz.
8. M. semimembranosus.
9. M. popliteus.
10. M. tibialis.
11. M. soleus.

207 *a) Eine Varusfehlstellung am Knie mit nur leichten arthrotischen Veränderungen kann abwartend verfolgt werden,*

b) da hierbei oft mit konservativer Therapie dauerhafte Erfolge erzielt werden.

A
1. a) richtig b) richtig
2. a) richtig b) falsch
3. a) falsch b) richtig
4. a) falsch b) falsch

L
4.

K
Da die Varusfehlstellung im Knie als Präarthrose aufzufassen ist, ist eine frühzeitige Korrektur wünschenswert und erfolgversprechender als ein palliativer Späteingriff.

208 *Bei der Korrektur der Varusgonarthrose durch eine Tibiakopfosteotomie wird folgende Achse angestrebt.*

A
1. Belassung einer leichten Varusachse.
2. Neutrale Achse.
3. Physiologische Valgusachse.
4. Leichte Überkorrektur in Valgusstellung.
5. Starke Valgusachse.

L
4.

K
Falls nicht eine geringgradige Überkorrektur erreicht wird, muß mit einem "Zurückkippen" der Achse gerechnet werden. Insbesondere muß auch die röntgenologisch nicht feststellbare relative Insuffizienz des Bandapparats lateral einberechnet werden.

209 *Bei einem Patienten mit Hämophilie stellte sich infolge Gelenkschädigung eine Flexionskontraktur des Knies ein. Welche Therapie ist am ehesten erfolgversprechend?*

A
1. Operative Arthrolyse und Knorpelanfrischung.
2. Konservativ mit Quengelung.
3. Korrekturosteotomien.
4. Keine Behandlung wegen zu großer Blutungsgefahr.
5. Arthrodese in korrigierter Stellung.

L
2.

K
Am ehesten Erfolg dürfte eine konservative Quengelung haben. Wichtig ist in diesen Fällen die Prophylaxe mit Lagerungsbehandlung zur Vermeidung einer Fehlstellungskontraktur.

210 *Zeichnen Sie in nachfolgender Abbildung eine entsprechende Fixation für die eingezeichnete valgisierende Tibiakopfosteotomie ein.*

A

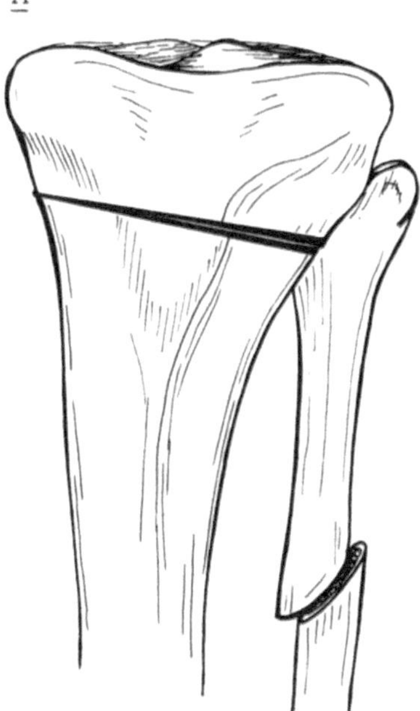

Abb. 9.2

L
1. Fixateur externe.
2. T-Platte.
3. Zuggurtung mit Halbrohrplatte.

211 *a) ein Genu recurvatum kommt bei Poliomyelitis häufig vor.*

b) Es stellt einen Kompensationsmechanismus zur ebenfalls häufig vorkommenden Coxa flexa dar.

A
1. a) richtig b) richtig
2. a) richtig b) falsch
3. a) falsch b) richtig
4. a) falsch b) falsch

L
2.

K
Die Hyperextension im Knie ist bei der Poliomyelitis nicht die Kompensation der Coxa flexa. Sie dient vielmehr der passiven Stabilisierung durch dorsale Kapselbandteile bei fehlender oder ungenügender muskulärer Komponente.

212 *a) Bei einer habituellen Patellaluxation bei einem 12jährigen Mädchen ist die Medialisierung der Tuberositas tibiae die Behandlung der Wahl,*

b) da die Luxierbarkeit meistens aufgrund eines dysplastischen lateralen Femurkondylus bzw. eines lockeren medialen Retinakulums besteht.

A
1. a) richtig b) richtig
2. a) richtig b) falsch
3. a) falsch b) richtig
4. a) falsch b) falsch

L
3.

K
Bei einer Verlagerung der Tuberositas ist eine Verletzung der in diesem Alter noch offenen Epiphysenfuge nicht zu umgehen. Es würde somit ein Fehlwachstum mit zunehmendem Genu recurvatum erfolgen. Weitere, weniger häufige Ursachen der habituellen Patellaluxation können sein: Massive X-Beine, hypoplastische Patella, Torsionsfehler des distalen Oberschenkels.

213 *Nennen Sie 4 der gebräuchlichsten operativen Eingriffe bei der Chondropathia patellae.*

A
1: ....
2: ....
3: ....
4: ....

L
1. Abrasio patellae.
2. Multiples Anbohren und somit Erzeugung einer Hyperämie und Faserknorpelbildung.
3. Medialisierung der Tuberositas tibiae und laterale Retinakulumspaltung (z.B. nach Elmslie).
4. Ventralisierung der Tuberositas (z.B. nach Maquet).
5. Als Notlösung: Patellektomie.

214 *a) Eine Chondropathia patellae sollte auch in den Frühstadien operativ behandelt werden,*

b) da in der Regel die Tuberositasverlagerung Schmerzfreiheit garantiert.

A
1. a) richtig b) richtig
2. a) richtig b) falsch
3. a) falsch b) richtig
4. a) falsch b) falsch

L
4.

K
Häufig sind Remissionen der Symptomatik allein durch intensives Quadrizepstraining zu erreichen, wobei v.a. der M. vastus medialis trainiert werden muß. Die alleinige Tuberositasverlagerung reicht oft nicht aus, um die subtile Mechanik zwischen Patella und femoralem Gleitlager zu verbessern.

215 *Am Knie ist die typische Lokalisation der Osteochondrosis dissecans:*

A
1. Lateraler Femurkondylus ventral.
2. Medialer Femurkondylus in Nähe der Eminentia.
3. Femoropatellares Gleitlager.
4. Mediales Tibiaplateau.
5. Laterales Tibiaplateau.

L
2.

K
Zur Diagnostik eignet sich die sog. Tunnelaufnahme.

216 *a) Bei der habituellen Patellaluxation bei Kindern im Wachstumsalter wird die Tuberositasverlagerung der reinen Weichteilkorrektur vorgezogen,*

b) da mit Weichteilkorrekturen (Ali-Krogius, Goldthwait und anderen) oft Rezidive in Kauf genommen werden müssen.

A
1. a) richtig b) richtig
2. a) richtig b) falsch
3. a) falsch b) richtig
4. a) falsch b) falsch

L
4.

K
Bei offenen Wachstumsfugen ist eine Tuberositasverlagerung kontraindiziert, da dabei durch vorzeitigen Fugenverschluß eine Wachstumsstörung und Fehlstellung im Sinne des Genus recurvatum in Kauf genommen werden muß.
Durch die Weichteiloperation nach dem Prinzip der Fesselung der Patella nach medial werden generell gute Erfolge erzielt. Lediglich die rezidivierenden Fälle müssen nach Abschluß des Wachstums mit einer Tuberositasverlagerung behandelt werden.

217 *Ihre 27jährige Patientin klagt über anhaltende retropatellare Beschwerden. Anamnestisch wurde 2mal eine Tuberositasverlagerung versucht (wegen wiederholter Patellaluxation). Trotz intensivster konservativer Therapieversuche bestünden die Beschwerden weiterhin und seien invalidisierend. Nach wie vor bestehen rezidivierende Luxationen. Klinisch finden Sie eine ausgeprägte retropatellare Schmerzsymptomatik, die röntgenologisch durch massive arthrotische Veränderungen an der Patella bestätigt werden können.*
Was schlagen Sie der Patientin vor?

A
1. Erneutes Quadrizepstraining.
2. Einsetzen einer Patellaprothese.
3. Erneute Korrektur an der Tuberositas tibiae.
4. Patellektomie.
5. Kniearthrodese.

L
4.

K
Als Ultimo ratio bei nicht beherrschbaren retropatellaren Problemen bietet sich die Patellektomie an. Erstaunlicherweise wird die Funktion wenig beeinträchtigt. Wichtig ist die Erhaltung der richtigen Länge des Streckapparats sowie die zusätzliche Medialisierung der Sehne, da ansonsten eine Luxation der Quadrizepssehne eintreten kann.

218 *In Ihrer Sprechstunde wird Ihnen ein 7jähriger Junge vorgestellt, der in letzter Zeit über Knieschmerzen rechts klagte. Bei der klinischen Untersuchung finden Sie eine schmerzhafte Bewegungseinschränkung der Abduktion und Rotation der Hüfte rechts. Das Kniegelenk ist unauffällig. Welche Diagnose vermuten Sie aufgrund dieser klinischen Angaben?*

A
1. Wachstumsschmerzen.
2. Hüftkopfepiphysenlösung.
3. Aseptische Hüftkopfnekrose.
4. Dysplastisches Hüftgelenk.
5. Koxitis.

L
3.

K
Alter und Geschlecht sind typisch für die aseptische Hüftkopfnekrose (M. Perthes). Häufig werden die Schmerzen ins Knie lokalisiert (N.-obturatorius-Irritation?). Das angeforderte Beckenröntgenbild bestätigt Ihre Diagnose:

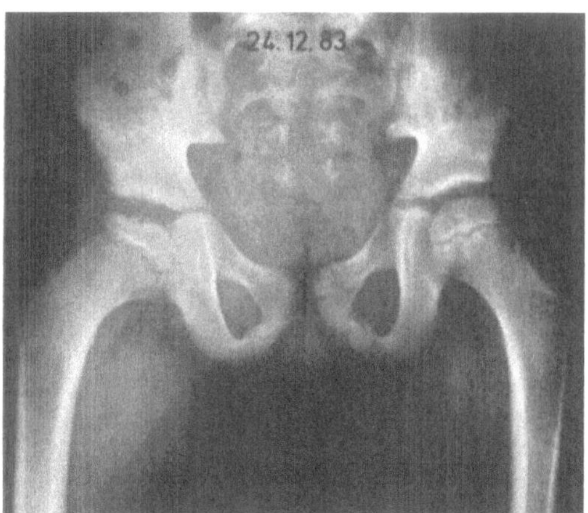

Abb. 9.3

219 *a) Bei massiver Gonarthrose ist auch bei jüngeren Leuten die Indikation zu einer Totalendoprothese gegeben,*

b) da die Kniegelenkarthrodese zu einer erheblichen Einschränkung der Lebensqualität führt.

A
1. a) richtig b) richtig
2. a) richtig b) falsch
3. a) falsch b) richtig
4. a) falsch b) falsch

L
4.

K
Prinzipiell sollten Prothesen nach u.E. älteren Patienten vorbehalten bleiben. Immerhin handelt es sich im gewissen Sinn um eine "verstümmelnde" Operation, insofern als das Gelenk "amputiert" wird. Andererseits ist der Ruf der Arthrodese schlechter, als sie es verdient. Auch wenn ein versteiftes Knie mehr behindert als eine versteifte Hüfte, gelingt in den meisten Fällen eine gute Adaptation.

220 *Welche Komplikation ist bei dem in nachfolgender Abbildung dargestellten Ausriß der Tuberositas tibiae zu befürchten?*

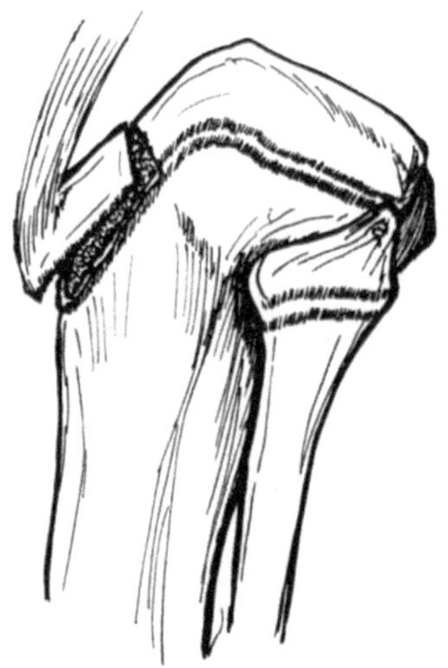

Abb. 9.4

A
1. Insuffizienter Streckapparat.
2. Inkongruenzarthrose.
3. M. Osgood-Schlatter.
4. Genu recurvatum.
5. Genu flexum.

L
4.

K
Durch den frühzeitigen Verschluß und damit verbundener Wachstumshemmung kann ein Genu recurvatum resultieren.

221 *Sie diagnostizieren bei einem aktiven Sportler eine arthrographisch gesicherte Korbhenkelläsion des medialen Meniskus. Welche Therapie empfehlen Sie Ihrem Patienten?*

A
1. Meniskektomie.
2. Resektion des Korbhenkels.
3. Ruhigstellung in 30° Flexion für 3 Wochen.
4. Sportverbot für 6 Wochen.

L
2.

K
Die partielle Meniskektomie ist die Therapie der Wahl. Die früher oft kritiklos durchgeführte totale Meniskektomie hat manche vermeidbaren Kompartimentarthrosen verursacht. Kann die partielle Meniskektomie arthroskopisch durchgeführt werden, sind die Patienten bei normalem Verlauf spätestens nach 2-3 Wochen wieder sportfähig.

222 *Sie finden auf der Notfallstation einen 23jährigen Patienten, der am Vortag eine Knieverletzung beim Fußballspiel erlitt. Angeblich hat er das Knie beim Spiel verdreht, konnte dann aber mit beschränktem Einsatz das Spiel noch beenden. Kurz darauf sei dann eine starke Schwellung des Knies eingetreten und die Beschwerden hätten zugenommen. Sie finden einen massiven intraartikulären Erguß bei starker Schmerzhaftigkeit des gesamten Knies, so daß eine eingehende klinische Untersuchung nicht durchführbar ist. Aufgrund der Anamnese und dem klinischen Befund können Sie am ehesten folgende Verdachtsdiagnose stellen:*

A
1. Verdacht auf Meniskusläsion.
2. Bandruptur.
3. Tibiakopffraktur.
4. Petallaluxation.
5. Einfache Kniedistorsion.

L
2.

K
Ein reaktiver Erguß auf Meniskusläsion oder Patellaluxation würde später auftreten als im geschilderten Fall, so daß diese Verletzungen mit Sicherheit ausgeschlossen werden können.

223 *Beim vorher erwähnten Patienten (Frage 222) mit der Verdachtsdiagnose einer Bandruptur, veranlassen Sie folgendes:*

A
1. Arthroskopie.
2. Arthrographie.
3. Punktion zur Entlastung.
4. Konservative Behandlung mit Ruhigstellung im Gips.
5. Untersuchung in Narkose mit Operationsbereitschaft zur Bandnaht.

L
5.

K
Alle Antwortmöglichkeiten außer 5. sind palliativer, bestenfalls diagnostischer Art. Beim jugendlichen Patienten ist eine Rekonstruktion des Bandapparats indiziert.

224 *Sie haben ein Mädchen auf Ihrer Notfallstation, das angibt, vor 24 h während des Korbballspiels einen plötzlichen Knacks in ihrem rechten Knie bemerkt zu haben, worauf sie einen stechenden Schmerz verspürte und stürzte. Kurz darauf war sie wieder mobil und die Schmerzen besserten sich wesentlich; trotzdem konnte sie das Spiel nicht mehr beenden. Einige Stunden später stellte die Patientin eine Ergußbildung fest, die Sie bei der Untersuchung bestätigen können, kombiniert mit einer medialen parapatellaren Druckdolenz. Ihre Verdachtsdiagnose lautet:*

A
1. Ruptur des vorderen Kreuzbands.
2. Ausriß des LIg. patellae an der Tuberositas tibiae.
3. Patellaluxation.
4. Meniskusläsion medial.
5. Kniedistorsion.

L
3.

K
Die Patellaluxation ereignet sich häufig bei weiblichen Patienten im Adoleszentalter. Häufig ist der Befund unspezifisch. Wenn die Schmerzen nicht allzu groß sind, kann eine vermehrte Beweglichkeit, insbesondere Lateralisation der Patella festgestellt werden mit entsprechender Druckdolenz im Bereich des überdehnten medialen Retinakulums.

225 *Zeichnen Sie eine korrekte Zuggurtungsosteosynthese dieser Patellaquerfraktur ein. Material: 2 Kirschner-Drähte und 1 Cerclagedraht.*

A

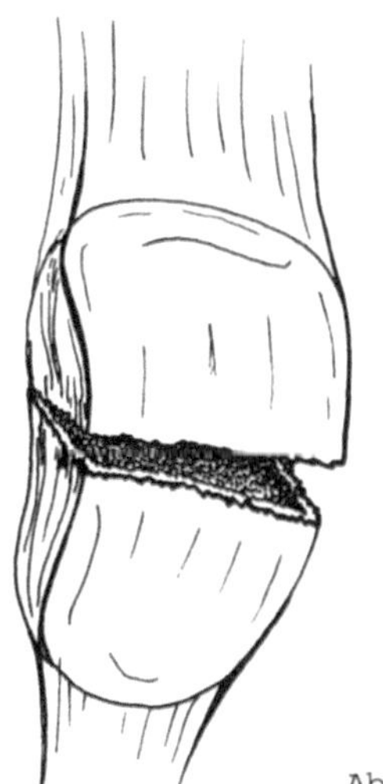

Abb. 9.5

L

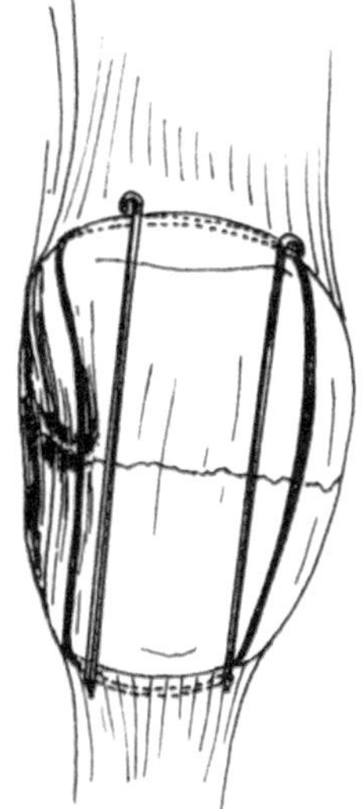

Abb. 9.6

K

Hinweis: Im eine Zuggurtungsfunktion erfüllen zu können, muß der Draht ventral der frontalen Mittellinie verlaufen.

226 *Bei einer anteromedialen Knieinstabilität mit klinisch deutlicher medialer Aufklappbarkeit in Semiflexion sollte neben dem Lig. collaterale mediale folgende Struktur revidiert und gerafft werden:*

A

1. Sehen des M. semimembranosus.
2. Lig. collaterale mediale.
3. Lig. coronarium (meniskotibiale Verbindungen).
4. Proximale Insertion des Lig. collaterale mediale posterius am Femur.
5. Pes-anserinus-Strukturen.

L

1. und 3.

K

Das Lig. collaterale mediale ist meist nur partiell an der medialen Instabilität beteiligt. Für die dynamische Stabilisierung ist besonders eine Wiederherstellung der menisko-tibialen Verbindungen und des M. semimembranosus nötig. Die femorale Insertion des Lig. collaterale mediale posterius ist v.a. bei hinteren Instabilitäten betroffen.

227 *a) Bei Bandplastiken am Kniegelenk ist der mediale Gelenkzugang dem lateralen vorzuziehen,*

b) da die Übersicht durch die bessere Luxierbarkeit der Patella nach lateral wesentlich vereinfacht wird.

A
1. a) richtig b) richtig
2. a) richtig b) falsch
3. a) falsch b) richtig
4. a) falsch b) falsch

L
3.

K
Bei medialer Inzision wird die Innervation der Haut ventral über dem Kniegelenk hochgradig gefährdet, zudem wird die mediale Propriozeptivität der Tiefenstruktur (m. vastus medialis/Patellaführung) beeinträchtigt.

228 *Sie treffen die Vorbereitungen für die Osteosynthese einer Tibiakopfimpressionsfraktur. Welche der angegebenen Maßnahmen ist falsch?*

A
1. Steriles Abdecken bis Mitte Oberschenkel.
2. Anlegen eines Tourniquets.
3. Bewegliches steriles Abdecken des Beines.
4. Steriles Abdecken auch des gesunden Beines.

L
1.

K
Sie brauchen höchstwahrscheinlich Spongiosa aus dem Beckenkamm, um den Defekt im Tibiakopf adäquat auffüllen zu können. Sie müssen demnach auch den Beckenkamm steril abdecken.

229 *Beschreiben Sie die 3 wesentlichsten Schritte in der operativen Versorgung nachfolgender Impressionsfraktur:*

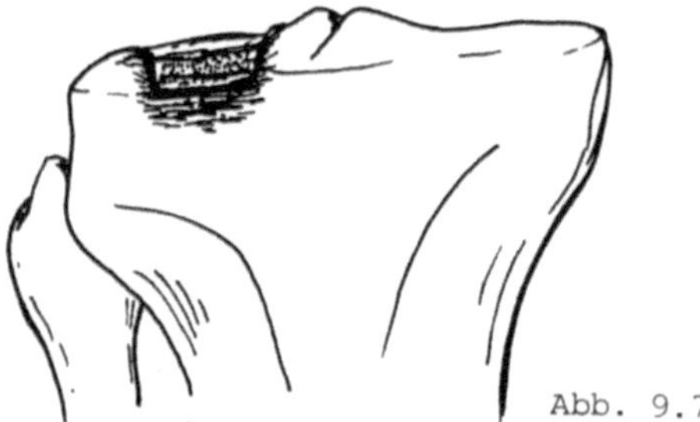

Abb. 9.7

A
1: ....
2: ....
3: ....

L
1. Anheben der Impression (unter Sicht oder mittels Kortikalisfenster).
2. Unterfütterung mit Spongiosa.
3. Fixation (z.B. Schraube).

230 *Sie diagnostizieren bei einem jugendlichen Patienten am Knie eine wenig dislozierte Fraktur der Eminentia intercondylaris. Sie entscheiden sich für eine konservative Therapie. Welche Anordnung treffen Sie (Abb. 9.8)?*

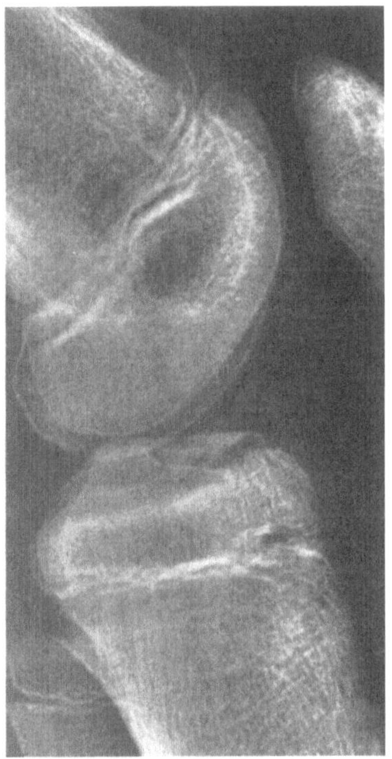

Abb. 9.8

A
1. Gipshülse in 30° Flexion für 6 Wochen.
2. Gipshülse in 5-10° Flexion für 6 Wochen.
3. Entlastung durch Stöcke für 4 Wochen.
4. Funktionelle Nachbehandlung in einer Führungsschiene und Teilbelastung.
5. Keine Entlastung. Physiotherapie mit Quadrizepstraining.

L
2.

K
Beim Ruhigstellen in Streckstellung wird das Fragment durch den Druck der Kondylen reponiert gehalten. Bei funktioneller Therapie besteht das Risiko einer sekundären Dislokation und einer nachfolgenden "relativen" Insuffizienz des inserierenden Kreuzbands.

Kapitel 10
Unterschenkel und Sprunggelenk

231 *Ein 35jähriger Patient sucht Sie auf, da er seit einer Wanderung vor 1 Woche unterhalb des Knies belastungsabhängige Schmerzen verspürt. Klinisch finden Sie eine diskrete, druckdolente Schwellung im Bereich der proximalen Tibia. Röntgenologisch sind keine pathologischen Befunde zu erheben. Welche Verdachtsdiagnose stellen Sie?*

A
1. Verdacht auf Knochentumor.
2. Osteomyelitis.
3. Knochenhautentzündung.
4. Ermüdungsfraktur.
5. Weichteilschmerzen.

L
4.

K
Anamnese und Lokalisation sind typisch für eine Ermüdungsfraktur. Eine sofortige Diagnosesicherung liefert das Knochenszintigramm; man erhält jedoch auch eine Bestätigung der Diagnose durch die Kalluswolke, die sich nach 2-3 Wochen bildet.

232 *Ihr Patient sucht Sie wegen Schmerzen und Rötung am Unterschenkel auf; Sie haben bei ihm vor 6 Wochen eine Osteosynthese nach geschlossener Fraktur durchgeführt. Röntgenologisch erkennen Sie einen wolkigen, schlecht begrenzten Kallus im Frakturgebiet. Was unternehmen Sie?*

A
1. Erneute Operation mit Plattenwechsel.
2. Erneute Operation und Auswechseln der Platte gegen einen Marknagel.
3. Antibiotikagabe.
4. Hochlagerung und Entlastung für 14 Tage.
5. Vermehrte Belastung.

L
4.

K
Durch vermehrte Ruhe und Entlastung, allenfalls unterstützt durch Gipsfixation, besteht durchaus die Möglichkeit, daß die Fraktur trotz geringer Unruhe ohne weiteren Eingriff heilt. Der Reizkallus kann sich unter diesen Umständen in einen Fixationskallus umwandeln.

233 *Ein Patient kommt mit heftigen Unterschenkelschmerzen zu Ihnen, nachdem er vor 6 h beim Fußballspiel eine massive Unterschenkelkontusion erlitten hat.*
Klinisch finden Sie eine diffuse Schwellung des Unterschenkels, eine Druckdolenz hauptsächlich dorsal; die Zirkulation ist nicht eingeschränkt. Zehenflexion ist schwach und schmerzhaft. Im Röntgenbild sehen Sie keine pathologischen Veränderungen.
Welche Diagnose stellen Sie aufgrund Ihrer klinischen Untersuchungen?

A
1. Thrombophlebitis.
2. Kontusion des N. peronaeus unterhalb des Fibulaköpfchens.
3. Logensyndrom des M. tibialis anterior.
4. Spannungssyndrom der tiefen Unterschenkelloge.
5. Röntgenologisch nicht erkennbare Fissur (Ermüdungsfraktur).

L
4.

K
Neben dem häufigeren vorderen Logensyndrom mit Beteiligung des M. tibialis anterior sind oft auch die Logen lateral sowie die tiefen und oberflächlichen posterioren Logen betroffen. Entsprechend der beteiligten Muskeln sind folgende motorischen Ausfälle in den verschiedenen Logen zu beobachten:
a) anterior: Zehenextension.
b) lateral: Pronation des Fußes.
c) posterior tief: Zehenflexion.
d) posterior oberflächlich: Dorsalextension des Fußes.

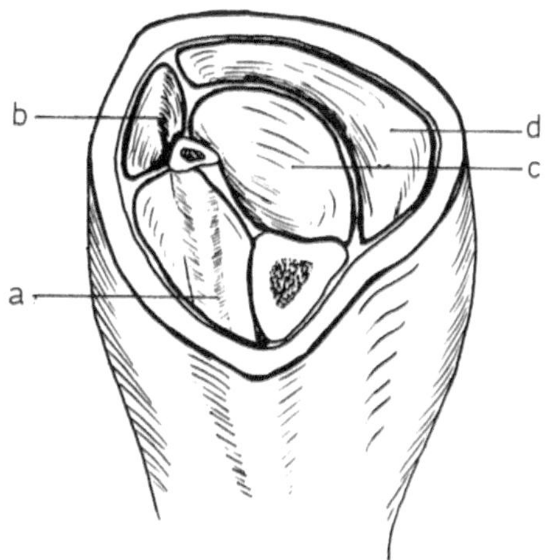

Abb. 10.1

234 *Ordnen Sie den aufgeführten diaphysären Tibiafrakturen die entsprechenden Therapien zu:*

1. Marknagelung.
2. Gipsfixation nach Dehne-Sarmiento mit Frühbelastung.
3. Plattenosteosynthese.
4. Zugschraubenosteosynthese.
5. Fixateur externe.

a) Kurze Quer- oder Schrägfraktur.
b) Lange Spiralfraktur.
c) Mehrfragmentenfraktur.
d) Offene Trümmerfraktur.

A
1: ....
2: ....
3: ....
4: ....
5: ....

L
1: a)
2: a)
3: c)
4: b)
5: d)

235 *Welche unter den angegebenen Nachbehandlungen wählen Sie für eine problemlose Tibiaverschraubung?*

A
1. Postoperativ Gipsschiene, anschließend Liegegips ohne Belastung.
2. Postoperativ Gipsschiene, anschließend funktionelle Behandlung ohne Belastung.
3. Postoperativ Gipsschiene, nach Wundheilung Gehgips mit Teilbelastung.
4. Postoperativ Gipsschiene, nach Wundheilung funktionelle Therapie mit Teilbelastung.
5. Bettruhe bis zur Wundheilung, anschließend vollständige Entlastung bis zur Frakturheilung.

L
4., (3.)

K
Auf jeden Fall sollte eine Teilbelastung angestrebt werden, da sonst eine hochgradige Inaktivitätsatrophie eintreten wird. Je nach Patient kann dies mit oder ohne Gipsfixation erfolgen.

236 *Folgende Fraktur des Tibiaschafts eignet sich für eine reine Verschraubungsosteosynthese ohne zusätzliche Neutralisationsplatte:*

A

1. Jede Schrägfraktur ohne 3. Fragment.
2. Jede Fraktur, bei der die Kontaktflächen der beiden Hauptfragmente mindestens dem 2fachen der Schaftbreite entsprechen.
3. Lange Torsionsfrakturen, die mindestens über das ganze mittlere Drittel reichen.
4. Nichtdislozierte Schrägfrakturen mit Torsionskeil.
5. Alleinige Verschraubung ist nie ausreichend, sondern ist nur in Kombination mit einer Neutralisationsplatte anzuwenden.

L

2. (gemäß AO-Richtlinien).

237 *Weisen Sie den angegebenen Frakturen die entsprechend gebogene Platte zu (Abb. 10.2):*

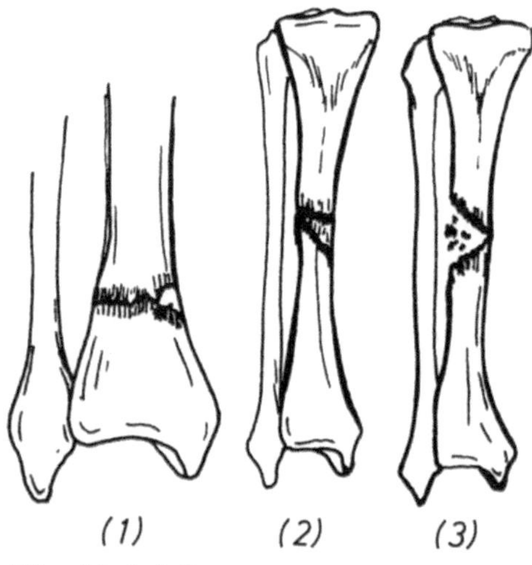

Abb. 10.2 1-3

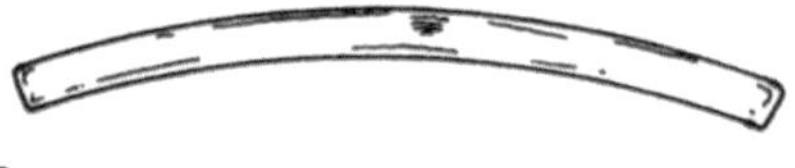

a

b

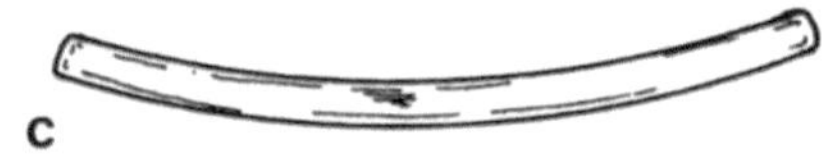

c

Abb. 10.2 a-c

A
1. Abb. 10.2 (1): ....
2. Abb. 10.2 (2): ....
3. Abb. 10.2 (3): ....

L
1. c. (Biegungsradius Platte > Knochen)
2. a.
3. b.

K
Durch die Formdifferenz von Platte und Knochen kann eine Vorspannung mit Kompression auf der gegenüberliegenden Kortikalis erreicht werden. Dies ist bei einem Defekt in der plattenfernen Kortikalis nicht möglich.

238 *Geben Sie die richtige Reihenfolge der einzelnen Schritte beim Anbringen einer Zugschraube an.*

A
1. Bohrbüchse einsetzen.
2. Längenmessung.
3. Bohren des Gleitlochs.
4. Bohren des Gewindelochs.
5. Schneiden des Gewindes.

L
3., 1., 4,., 2., 5.

239 *Folgende Aussagen sind für eine offene Unterschenkelfraktur mit Hautdefekt über der ventralen Tibiafläche zutreffend:*

A
1. Zur Defektdeckung wird ein Vollhautlappen verwendet.
2. Auf eine primäre Osteosynthese wird zugunsten einer Hautbehandlung verzichtet.
3. Es wird lateral oder dorsal eine Platte angelegt.
4. Bei Querfraktur oder kurzer Schrägfraktur wird ein Marknagel gewählt.
5. Entlastungsschnitt dorsal zur ventralen Hautdeckung.

L
3. und 5.

K
Eine Transplantation primär empfiehlt sich nicht, da sekundär wesentlich einfachere Verfahren wie Dauerzug, Thiersch-Operation usw. zur Anwendung kommen. Der Marknagel bei offenen Frakturen bringt besondere Probleme mit sich (Markraumphlegmone, keine absolute Stabilität). Falls die Platte unter einer guten Hautdecke angebracht werden kann, und die Fraktur zuverlässig stabilisiert wird, hat auch die Haut ventral eine gute Heilungschance. Der zusätzliche Entlastungsschnitt dorsal erlaubt den primären Wundverschluß ventral.

240 *a) Bei offenen Frakturen der Tibia ist grundsätzlich mit dem Fixateur externe vorzugehen,*

b) da ein primärer Wundverschluß nach Plattenosteosynthese zu riskant wäre.

A
1. a) richtig b) richtig
2. a) richtig b) falsch
3. a) falsch b) richtig
4. a) falsch b) falsch

L
4.

K
Falls die offene Fraktur innerhalb von 6-8 h behandelt werden kann, ist auch eine primäre Versorgung mit Plattenfixation möglich. Im allgemeinen steigt die Virulenz der Keime erst nach Ablauf dieser Zeit. Danach ist es empfehlenswert, die "frakturferne" Fixation mit dem Fixateur externe oder mit lokaler Miniosteosynthese zu wählen.

241 *Sie haben eine Verlängerungsosteotomie am Unterschenkel durchzuführen. Wieviele cm können Sie ohne zusätzliche Weichteileingriffe distrahieren?*

A
1. Maximal 1 cm.
2. Maximal 3 cm.
3. Maximal 5 cm.
4. Verlängerungsosteotomien können nur mit zusätzlichen Weichteileingriffen durchgeführt werden.

L
2.

K
Bis zu 3 cm kann i.a. rein ossär verlängert werden. Darüber hinausgehende Verlängerungen erfordern meist eine Verlängerung des M. tibialis posterior, des M. flexor hallicus und des M. gastrocnemius.

242 *Die in nachfolgender Abbildung dargestellte Fraktur hat folgende Prognose:*

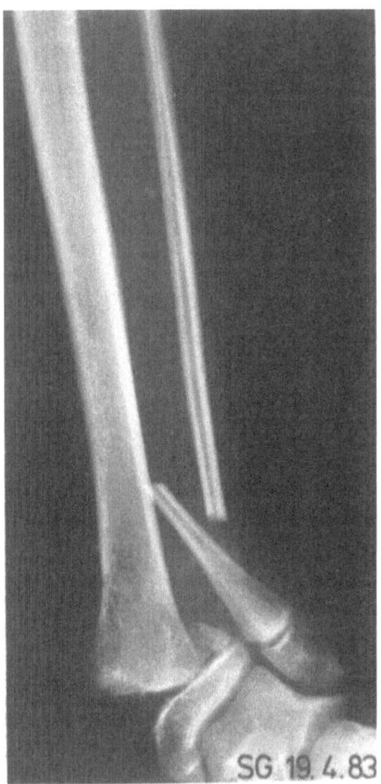

Abb. 10.3

A
1. Es ist keine Wachstumsverminderung zu erwarten.
2. Ein vorzeitiger Epiphysenfugenverschluß ist wahrscheinlich.
3. Eintreten einer Valgusstellung des oberen Sprunggelenks.
4. Eintreten einer Varusstellung des oberen Sprunggelenks.
5. Eintreten einer Gabelinsuffizienz.

L
1.

K
Die Fraktur verläuft metyphysär der Wachstumszone. Diese ist somit nicht beeinträchtigt. Eine Wachstumsminderung ist nicht zu erwarten. Nachfolgende Abbildung zeigt die verheilte Fraktur mit offener Epiphysenfuge und korrektem Längenwachstum. Allerdings kann durch die relative Hyperämie eine Überlänge resultieren. (Die Fixation der Fibula erfolgte aus anderen Gründen).

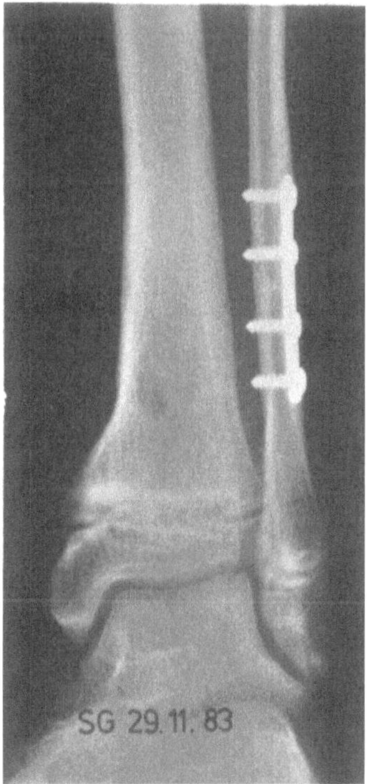

Abb. 10.4

243 *Die ideale Lage einer Zugschraube bei einer schräg verlaufenden Fraktur ist:*

A
1. Senkrecht zur Schaftachse.
2. Senkrecht zum Frakturspalt.
3. In der Winkelhalbierenden zwischen den beiden oben genannten Senkrechten.
4. Wird durch die lokalen anatomischen Verhältnisse bestimmt.

L
3.

K
Um sämtliche Scherkräfte auszuschalten, muß die Zugschraube in der Winkelhalbierenden zwischen der Senkrechten zur Schaftachse und der Senkrechten zum Frakturspalt liegen.

244 *Zählen Sie die 4 entscheidenden Schritte bei der operativen Versorgung einer Pilontrümmerfraktur auf:*

A
1: ....
2: ....
3: ....
4: ....

L
1. Fibularekonstruktion.
2. Gelenkflächenrekonstruktion.
3. Spongiosaunterfütterung.
4. Fixation durch Plattenosteosynthese.

245 *4 h nach dem operativen Eingriff mit Verplattung einer Tibiafraktur, klagt der Patient über starke Schmerzen im gesamten Unterschenkel. Das Anheben der Zehen ist sehr schmerzhaft. Der Unterschenkel weist eine pralle Konsistenz auf, die Sensibilität ist im gesamten Zehenbereich herabgesetzt. Was unternehmen Sie in dieser Situation?*

A
1. Lösen des straffen Verbands.
2. Hochlagerung der gesamten Extremität.
3. Anordnen engmaschiger Verlaufskontrollen.
4. Erhöhung der Analgetikagabe.
5. Operative Revision.

L
5.

K
Da die klassischen Zeichen eines Tibialis-anterior-Syndroms vorliegen, ist eine sofortige operative Revision und Faszienspaltung unumgänglich.

246 *Bei Verdacht auf eine Läsion des "tubercule de Chaput" veranlassen Sie folgende Röntgenaufnahme:*

A
1. Oberes Sprunggelenk a.-p.
2. Oberes Sprunggelenk seitlich.
3. Oberes Sprunggelenk in 20° Innenrotation.
4. Oberes Sprunggelenk in 45° Außenrotation.
5. Seitliche Tomographien.

L
4.

K
In dieser Ansicht kommt das anterolateral gelegene "tubercule de Chaput" (Insertion des Lig. tibiofibulare anterior) am ehesten ohne störende Überlagerungen zur Darstellung.

247 *Eine einwandfreie röntgenologische Darstellung des fibulotalaren Gelenkspalts ist am ehesten mit folgender Einstellung möglich:*

A
1. Fuß in 45° Außenrotation.
2. Fuß in 20° Innenrotation.
3. Leichte Plantarflexion des Fußes in Neutralstellung.
4. Maximale Dorsalextension des Fußes.

L
2.

K
In 20° Innenrotation gelingt eine klare Darstellung des fibulotalaren Gelenkspalts. Dies ist besonders bei den gehaltenen Aufnahmen im a.-p.-Strahlengang notwendig, wenn ein Verdacht auf Ruptur des Lig. talofibulare anterius besteht.

248 *a) Das klassische Supinationstrauma des oberen Sprunggelenks mit Ruptur des Lig. talofibulare anterior erfolgt gewöhnlich beim Bergaufgehen.*

b) Die am häufigsten zerrissene Bandstruktur ist das Lig. calcaneofibulare.

A
1. a) richtig b) richtig
2. a) richtig b) falsch
3. a) falsch b) richtig
4. a) falsch b) falsch

L
4.

K
Die sich nach dorsal verjüngende Talusrolle wird in Plantarflexion des Fußes weniger straff geführt, so daß ein Supinationstrauma mit anterolateraler Subluxation des Talus eher in dieser Stellung erfolgt. Die am häufigsten zerrissene Bandstruktur ist das ventral gelegene Lig. talofibulare anterius. In 45% der Fällt reißt dieses isoliert, in den übrigen Fällen liegt eine kombinierte Ruptur des Lig. talofibulare anterius und des calcaneofibulare vor.

249 *Ein 12jähriger Patient klagt seit 6 Monaten über Beschwerden im medialen Mittelfußbereich. Vorher hatte er ein Bagatelltrauma in dieser Region erlitten. Sie finden etwas diffuse Bewegungsschmerzangaben im Mittelfußbereich, keine eindeutig lokalisierbaren Druckdolenzen. Inspektorisch ist der Fuß unauffällig. Das Röntgenbild in den üblichen Standardaufnahmen ist ohne Befund, die Fußstatik ist unauffällig. Welche Verdachtsdiagnose stellen Sie?*

A
1. Traumatisierte Os tibilae externum.
2. Ermüdungsfraktur des Os metatarsale II.
3. M. Köhler I (avaskuläre Nekrose des Os naviculare).
4. Coalitio calcaneotalaris.
5. Wachstumsbeschwerden.

L
4.

Die mehr oder weniger ausgedehnten, angeborenen Synostosen (Coalitio naviculotalaris, Coalitio calcaneotalaris u.a.) sind oft erst gegen Abschluß des Wachstums fest genug, um Beschwerden zu verursachen (oft durch Bagatelltrauma ausgelöst). Die kleineren Synostosen wie z.B. die Coalitio calcaneotalaris sind in den gewöhnlichen Röntgenaufnahmen oft nicht zu sehen, so daß die Diagnose nur durch die Röntgentomographie gestellt werden kann.

250 *Bei einem 50jährigen Patienten mit Zustand nach schwerer Pilonfraktur bestehen anhaltende Beschwerden im oberen Sprunggelenk. Im Röntgenbild zeigen sich fortgeschrittene Arthrosezeichen mit einem teilweise aufgehobenen Gelenkspalt. Was empfehlen Sie dem Patienten?*

A
1. Gehapparat.
2. Prothese des oberen Sprunggelenks.
3. Arthrodese des oberen Sprunggelenks.
4. Tripelarthrodese.
5. Supramalleoläre Korrekturosteotomie.

L
3.

K
Die Arthrodese des oberen Sprunggelenks wird i.a. ohne Probleme vertragen. Die Komplikationen sind gering und die Kompensationsmöglichkeiten mit einem Lisfranc- bzw. Chopart-Gelenk garantieren ein Gangbild, welches fast frei von Hinken ist.

251 *Eine nur geringgradige Aufklappbarkeit in der gehaltenen a.-p.-Aufnahme des oberen Sprunggelenks spricht bei Verdacht auf eine frische Läsion für die Verletzung des folgenden Lig.:*

A
1. Lig. calcaneofibulare.
2. Lig. talofibulare anterius.
3. Lig. talofibulare posterius.
4. Vordere Syndesmose (Lig. tibiofibulare anterius).
5. Lig. deltoideum.

L
2.

K
Gewöhnlich ist dieses Band gerissen. Bei Supination in Plantarflexion geht die Reihenfolge der Bandläsion mit entsprechend zunehmender Aufklappbarkeit vom Lig. talofibulare anterius zum Lig. calcaneofibulare. Äußerst selten ist auch das Lig. talofibulare posterius mitverletzt.

252 *Der Patient, der Ihnen notfallmäßig vorgestellt wird, gibt anamnestisch ein Pronationstrauma an. Klinisch ist sein oberes Sprunggelenk v.a. lateral schmerzhaft geschwollen. Was diagnostizieren Sie anhand des Röntgenbefunds (Abb. 10.5)?*

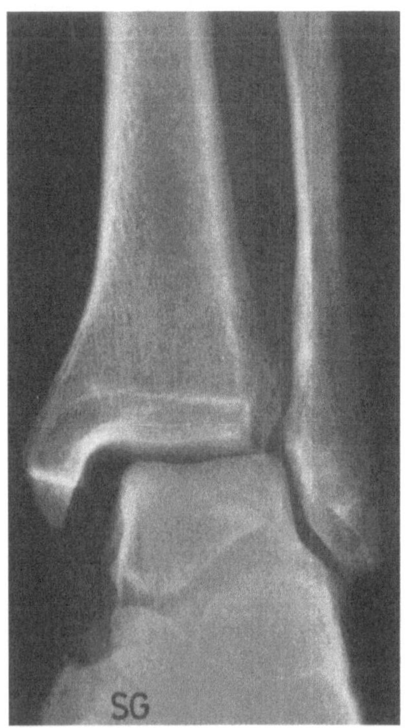

Abb. 10.5

A
1. Fibulafissur.
2. Ruptur der fibularen Bänder des oberen Sprunggelenks.
3. Talusfraktur.
4. Syndesmosenruptur.
5. Talusluxation.

L
4.

K
Die Sprengung der Gabel ist nur durch Beschädigung der Syndesmose möglich. Dadurch entstehen die verschieden breiten Gelenkspalten talotibial und talofibular.

253 *a) Die in Abb. 10.5 (Frage 252) gezeigte Verletzung mit Gabelsprengung ist gewöhnlich ohne ossäre Läsion,*

b) und sie ist eine rein lokale, ligamentäre Verletzung des oberen Sprunggelenks.

A
1. a) richtig b) richtig
2. a) richtig b) falsch
3. a) falsch b) richtig
4. a) falsch b) falsch

L
4.

K
Beim "Fehlen" einer Fibulafraktur in der Röntgenaufnahme muß unbedingt klinisch und röntgenologisch nach einer "hohen Fibulafraktur" (Maisonneuve-Fraktur) gesucht werden. Die Verletzung verläuft von der Fraktur durch die gesamte Membrana interossea nach distal! Das nachfolgende Röntgenbild ist vom gleichen Patienten wie Abb. 10.5.

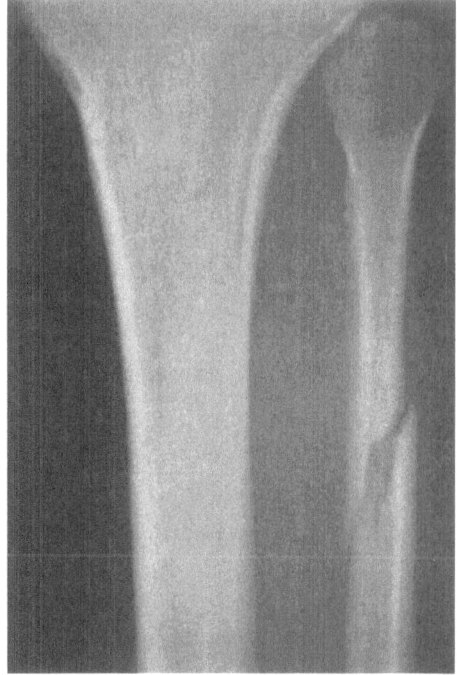

Abb. 10.6

254 *Welche Therapie schlagen Sie dem 25jährigen Patienten vor (vgl. Abb. 10.5, 10.6)?*

A
1. Verplattung der Fibulafraktur.
2. Ruhigstellung im Gipsverband für 6 Wochen.
3. Naht der Syndesmose, funktionelle Nachbehandlung.
4. Fixierung der Malleolengabel mit Stellschraube.
5. Kombination von 1. und 4.

L
4.

K
Wir stabilisieren Frakturen der Fibula bis zum mittleren Drittel.
Höher gelegene Brüche werden nur indirekt adaptiert (Weber 1972).
Wichtig hingegen ist die Fixierung der Malleolengabel mit besonderer Beachtung der Fibulalänge. Eine Adaptationsnaht der Syndesmose ist sinnvoll.

255 *In Ihrer Praxis sucht Sie ein 50jähriger, sportlicher Patient auf, der sich vor 2 h beim Jogging das obere Sprunggelenk "vertreten" hat. Sie finden eine massive Schwellung und Druckdolenz im lateralen Malleolenbereich. Welche diagnostischen Maßnahmen unternehmen Sie?*

A
1. Röntgenaufnahme des Sprunggelenks im a.-p.-Strahlengang und seitlich.
2. Gehaltene Aufnahme seitlich oder a.-p.
3. Arthrographie.
4. Gehaltene Aufnahme seitlich oder a.-p. mit Lokalanästhesie.
5. Sie verzichten auf eine Röntgenaufnahme.

L
1. und 4.

K
Eine Standardaufnahme ist zum Ausschluß einer Fraktur indiziert. Liegt keine Fraktur vor, sollten zur Diagnosestellung einer lateralen Bandruptur am oberen Sprunggelenk gehaltene Aufnahmen durchgeführt werden.
Bei kräftigen Patienten und Patienten mit starken Schmerzen empfiehlt es sich, diese in Lokalanästhesie durchzuführen. Wir ziehen dabei die Anästhesie des N. peronaeus superficialis der direkten lokalen Infiltration des Hämatoms vor.

256 *Sie haben sich zur Operation und Revision einer radiologisch verifizierten lateralen Bandruptur am oberen Sprunggelenk entschlossen. Gleichzeitig stellten Sie im Röntgenbild eine Knorpel-/Knochenschuppe fest, die von der lateralen Taluskante abgeschert wurde. Welchen der folgenden Eingriffe unternehmen Sie?*

A
1. Primäre Bandplastik.
2. Revision des Sprunggelenks, Entfernen der osteochondralen Schuppe und Bandnaht.
3. Verschraubung der osteochondralen Schuppe, Ruhigstellung der Bandverletzung für 6 Wochen.
4. Konservative Behandlung im Gips.
5. Rein funktionelle Behandlung.

L
2., evtl. 3.

K
Bei sportlichen Patienten haben wir gute Erfahrungen mit der direkten Bandnaht gemacht. Es bestehen dabei kontroverse Ansichten über die Nachbehandlung. Die osteochondrale Schuppe sollte, falls dies ihre Größe erlaubt, reponiert und verschraubt werden. Neuerdings eröffnet sich die Möglichkeit der Refixation mit Fibrinkleber.

257 *Ein 16jähriger Patient stürzte mit dem Fahrrad. Durch die Aufregung ist der Patient nicht fähig, den genauen Unfallhergang zu erläutern. Trotz Schmerzangabe und Schwellung über dem oberen Sprunggelenk im Syndesmosenbereich erkennen Sie im Röntgenbild (Sprunggelenk a.-p. und seitlich) keine ossäre Läsion. Was veranlassen Sie?*

A
1. Gipsfixation mit Unterschenkelgehgips für 4 Wochen.
2. Gehaltene Aufnahmen des Sprunggelenks.
3. Erneute Röntgenaufnahme des gesamten Unterschenkels.
4. Funktionelle Behandlung mit Teilbelastung an Stöcken für 4 Wochen.
5. Arthrographie des Sprunggelenks.

L
3.

K
Sie haben den Verdacht auf eine hohe Fibulafraktur (Maisonneuve-Fraktur). Diese ist auf der Unterschenkelaufnahme sofort erkennbar, selbst wenn es sich um die seltene Variante ohne Fraktur und nur mit Luxation des Fibulaköpfchens handeln sollte. Die in diesen Fällen zerrissene Syndesmose würde zu einer positiven Arthrographie führen. Diese dürfte jedoch zur Routinediagnostik kaum in Frage kommen. Falls der Verdacht auf eine Verkürzung der Fibula besteht, kann auch die gesunde Gegenseite zum Vergleich geröntgt werden.

258 *Was ist bei der unten abgebildeten Malleolarfraktur am ehesten zu befürchten? (10-jähriger Patient).*

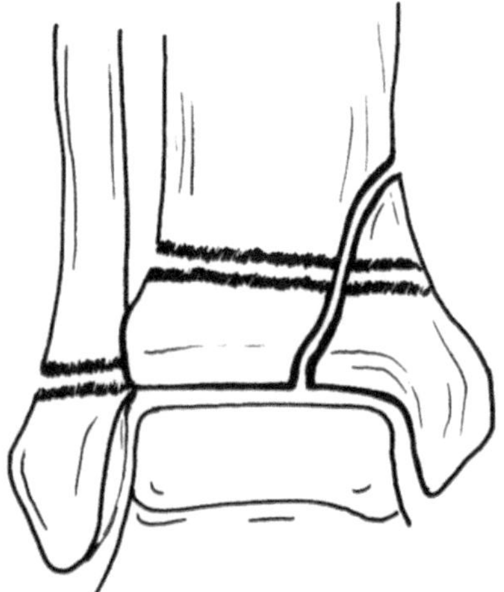

Abb. 10.7

A
1. Frühzeitige Arthrosebeschwerden.
2. Syndesmoseninsuffizienz.
3. Inkongruenzbeschwerden und Bewegungseinschränkung.
4. Varusfehlstellung.
5. Valgusfehlstellung.

L
4.

K
Es handelt sich um eine Aitken-III-Fraktur mit Verletzung des Stratum germinativum der Epiphysenfuge. Diese wird sich demnach medial vorzeitig verschließen. Durch ein Weiterwachsen lateral resultiert eine Varusfehlstellung.

259 *Die Epiphysenfugenverletzung (Frage 258, Abb. 10.7) erfordert eine Therapie. Was empfehlen Sie den Eltern?*

A
1. Konservative Behandlung mit 5 Wochen Unterschenkelgips.
2. 5 Wochen Gipsfixation nach geschlossener Reposition unter Bildwandlerkontrolle.
3. Geschlossene Reposition unter Röntgenkontrolle und perkutane Kirschner-Drahtfixation.
4. Offene Reposition und Verschraubung.
5. Kalkaneusextension 2 Wochen und 3 Wochen Unterschenkelgehgips.

L
4.

K
Nur bei einer anatomischen sog. "wasserdichten" Reposition ist eine größere wachstumsbedingte Fehlstellung zu verhindern. Eine geschlossene Reposition wird dieser Forderung kaum gerecht.

260 *Sie haben sich entschlossen, die Epiphysenfugenverletzung aus Abb. 10.7. zu verschrauben. Zeichnen Sie die korrekte Lage der Schraube ein.*

A

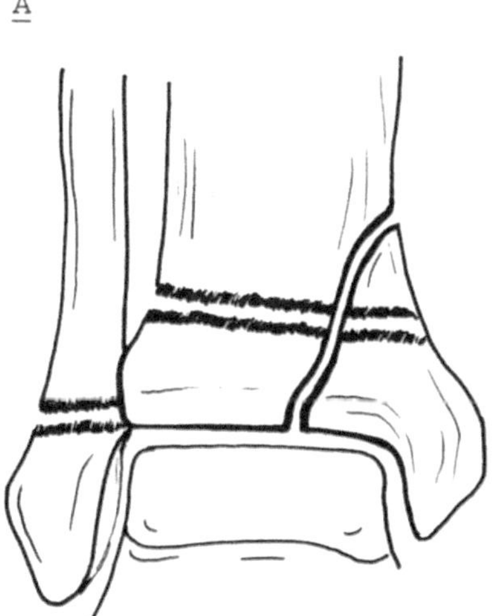

Abb. 10.7

L

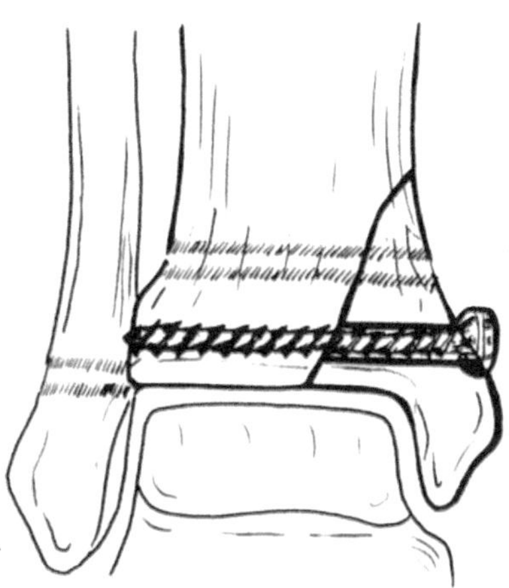

Abb. 10.8

K
Durch die Epiphysenfuge sollten möglichst keine Implantate geführt werden, zumindest keine komprimierenden. In seltenen Fällen mag eine temporäre Kirschner-Drahtfixation durch die Fuge gerechtfertigt sein.

261 *Eine relative Operationsindikation besteht bei folgenden Malleolarfrakturen:*

A
1. Malleolarfraktur Typ A.
2. Malleolarfraktur Typ B.
3. Malleolarfraktur Typ C.
4. Malleolarfraktur B oder C mit Volkmann-Dreieck.

L
1., (2.)

K
Da es sich um Gelenkfrakturen handelt, neigen wir zur operativen Versorgung und anatomischen Reposition dieser Fraktur. Immerhin besteht bei Frakturen des Typs A oder B ohne Dislokation lediglich eine relative Indikation. Die zerrissene Syndesmose vom Typ C ist für uns eine absolute Operationsindikation.

262 *Sie operieren eine Sprunggelenkfraktur vom Typ C. Bei der Versorgung der Fibula achten Sie in erster Linie auf folgenden Parameter:*

A
1. Möglichst gute Stabilität der Fraktur.
2. Auch bei ausgedehnter Trümmerfraktur möglichst exakte Reposition der Fragmente.
3. Peinlich genaue Einhaltung der Fibulalänge.
4. Möglichst genaue Wiederherstellung der Achsen Varus/Valgus.

L
3.

K
Bei zu kurzer Fibula resultiert eine Gabelinsuffizienz und eine Valgusfehlstellung des oberen Sprunggelenks.

263 *Welche der folgenden Aussagen trifft für die sog. Stellschraube bei der tibiofibularen Stabilisierung zu?*

A
1. Indiziert bei vorderer Syndesmosenruptur.
2. Ideale Lage ist die Transfixation der Syndesmose.
3. Sie sollte so lange Kompression ausüben, bis ein guter Gabelschluß resultiert.
4. Schraubenentfernung nach frühestens 12 Monaten.

L
1.

K
Die Stellschraube dient zur temporären Stabilisierung bei Instabilität im distalen tibiofibularen Gelenk. Dabei sollte darauf geachtet werden, daß das Gabelspiel nicht durch die Kompressionswirkung der Zugschraube behindert wird. Zudem ist eine transsyndesmale Verschraubung wegen möglicher nachfolgender Verknöcherungen ungeeignet. Die Schraubenentfernung sollte nach ca. 8 Wochen erfolgen.

264 *Die in nachfolgender Abbildung dargestellte Schraube erfüllt folgende Funktionen:*

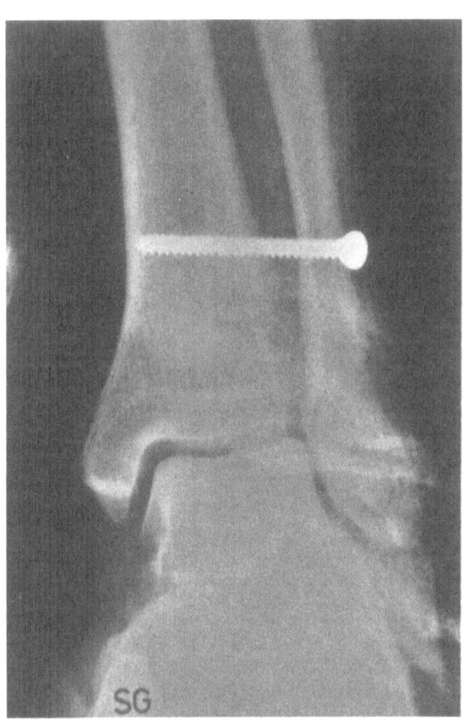

Abb. 10.9

A
1. Kompression.
2. Stabilisierung der Tibia.
3. Stabilisierung der Fibula.
4. Abstützfunktion.
5. Ligamentprotektion.

L
3., 5.

K
Es handelt sich um eine Stellschraube. Sie dient zur Erhaltung der Fibulalänge und wird nur so lange belassen, bis die Syndesmose (Lig. tibiofibulare anterior) geheilt ist; (gleicher Patient wie in Abb. 10.5).

265 *Ab welcher Größe fixieren Sie ein disloziertes Volkmann-Dreieck bei einer Mallelolrafraktur?*

A
1. Ein Achtel der distalen tibialen Gelenkfläche.
2. Ein Viertel der distalen tibialen Gelenkfläche.
3. Ein Fünftel der distalen tibialen Gelenkfläche.
4. Die Hälfte der distalen tibialen Gelenkfläche.

L
3.

K
Nur bei wirklich nicht dislozierten Frakturen des Volkmann-Dreiecks sollte konservativ behandelt werden. Falls nicht mehr als ein Fünftel der tragenden Gelenkfläche der distalen Tibia mitbeteiligt ist, kann eine geringe Dislokation toleriert werden. Da es sich jedoch um eine intraartikuläre Fraktur handelt, sollte die Indiaktion zur Reposition auf jeden Fall großzügig gestellt werden.

266 *a) Bei einer Malleolarfraktur Typ C sollte routinemäßig zuerst der Innenknöchel reponiert und fixiert werden,*

b) da der Innenknöchel durch Weichteilinterposition ein Repositonshindernis für die Fibula darstellen kann.

A
1. a) richtig b) richtig
2. a) richtig b) falsch
3. a) falsch b) richtig
4. a) falsch b) falsch

L
3.

K
Aufgrund der Wichtigkeit von Länge und Rotation der Fibula im oberen Sprunggelenk sollte dies zuerst fixiert werden. Lediglich in Ausnahmefällen (eingeschlagenes Periost) wird zuerst medial fixiert.

267 *Bei der gehaltenen Aufnahme in nachfolgender Abbildung stellen Sie eine massive anterolaterale und laterale Bandinstabilität im oberen Sprunggelenk fest. Sie schließen daraus auf Verletzung der folgenden Strukturen:*

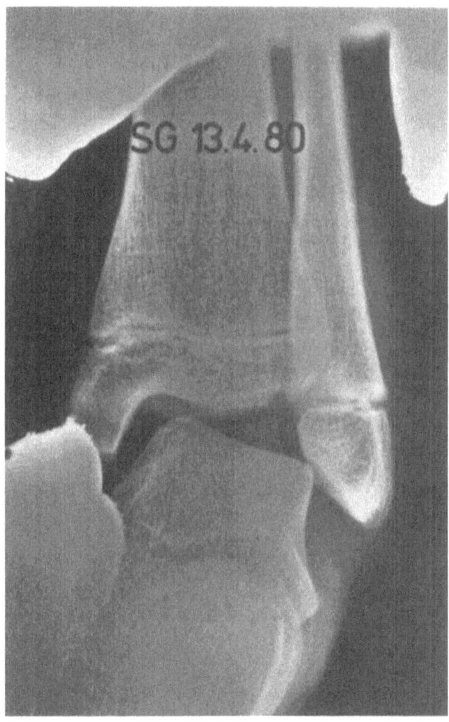

Abb. 10.10.

A
1. Lig. talofibulare anterius.
2. Lig. calcaneofibulare.
3. Lig. talofibulare posterius.
4. Lig. tibiofibulare anterius.
5. Laterale Epiphysiolyse.

L
1., 2. (evtl. 3.)

K
Bei einer isolierten Ruptur des Lig. talofibulare anterius resultiert lediglich eine anterolaterale Instabilität, die sich im Röntgenbild nicht so deutlich zeigt.

268 *Bei den Frakturen in nachfolgenden Abbildungen handelt es sich um Verletzung von:*

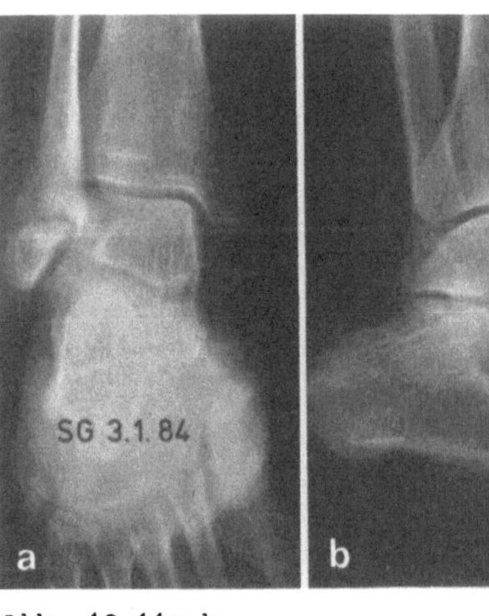

Abb. 10.11a,b

A
1. Lisfranc-Gelenk.
2. Chopart-Gelenk.
3. Supinationslinie.
4. Oberes Sprunggelenk.
5. Unteres Sprunggelenk.

L
3.

K
Die klassiche Verletzungskette, auftretend bei Supinationstraumen des Fußes, wird Supinationslinie genannt. Sie besteht aus: lateraler Melleolus, Taluskopf, Abrißfraktur des Os naviculare, Fraktur des Processus anterior des Kalkaneus, laterales unteres Sprunggelenk, Abrißfrakturen am Os cuboideum sowie Basis und Schaft des Os metatarsale V (Weber 1972). Je nach Schwere des Supinationstraumas können eine oder mehrere Frakturen zusammen auftreten.

Kapitel 11

Fuß

269 *Welche der folgenden Aussagen sind für den kongenitalen Plattfuß (Talus verticalis) <u>nicht</u> zutreffend?*

A
1. Bereits bei Geburt sichtbar.
2. Im Frühstadium aktiv und passiv redressierbar.
3. Oft mit weiteren Mißbildungen der Extremität kombiniert.
4. Als schwere Form häufig mit Wadenmuskelatrophie einhergehend.

L
2.

K
Anlagestörung mit Vertikalstellung des Talus gegenüber dem Kalkaneus.
Therapie: Weichteileingriffe. Redressionsbehandlung fraglich, obgleich sie in den ersten Wochen versucht werden sollte. In den meisten Fällen sind jedoch ausgedehnte Weichteileingriffe mit Lösungen von Kontrakturen oder Sehnenverlängerungen nicht zu umgehen. Der kongenitale Plattfuß (oder "Tintenlöscherfuß") ist häufig mit neurologischen Störungen kombiniert; (Arthrogrypose, Sakralagenesie u.ä.).

270 *Ordnen Sie zu:*

A. Pes adductus congenitus.
B. Pes calcaneovalgus congenitus.
C. Pes planus congenitus.

1. Meistens harmlose Mißbildung mit guter Prognose.
2. Talus verticalis.
3. Fixierter Fersenhochstand.
4. Normaler Rückfuß.

A
A: ....
B: ....
C: ....

L
A: 1., 4.
B: 1.
C: 2., 3.

271 *Sie haben sich zur Achillessehnenverlängerung bei einem spastischen Spitzfuß entschlossen. Sie sind sich aber bewußt, daß dieser Eingriff mit folgendem Risiko verbunden ist.*

A
1. Hautschädigung durch Druckstellen des postoperativen Gipsverbands.
2. Überkorrektur und Gefahr des Hakenfußes.
3. Große Rezidivneigung nach Gipsperiode.
4. Erhöhte Infektgefahr.
5. Erneute Ruptur der Achillessehne.

L
2.

K
Achillessehnenverlängerung als einzige Maßnahme kann beim spastischen Spitzfuß nicht empfohlen werden. Das Risiko einer Hakenfußbildung bei schon geringer Überlänge der Achillessehne läßt die Arthrodese geeigneter erscheinen.

272 *Der kongenitale Pes adductus sollte nach Meinung der meisten Autoren konservativ behandelt werden. Welche der unten angeführten Angaben sehen Sie als relative Operationsindikation an?*

A
1. Gleichzeitige Innenrotationsfehlstellung der Zehen.
2. Gleichzeitig vermehrte Tibiainnenrotation.
3. Bei Persistenz der Deformität über 2 Jahre.
4. Wenig beweglicher Rückfuß in Varusstellung.
5. Fehlende Redressierbarkeit bis in Mittelstellung.

L
4., 5.

K
Die Operation wird selten durchgeführt, da mit geeigneter Schuheinlage und Fußmuskeltraining genügende Korrekturen erreicht werden können. Falls eine Korrektur nötig wird, sollte man sich auf einen Weichteileingriff beschränken ("medial release").

273 *Welche 3 klassischen Deformitäten sind beim angeborenen Klumpfuß anzutreffen?*

A
1: ....
2: ....
3: ....

L
1. Pes equinus (Spitzfuß).
2. Varusstellung durch Supination im unteren Sprunggelenk.
3. Pes adductus (Sichelfuß.

K
Eine Kavusdeformität kann mitbeteiligt sein.

274 *Zählen Sie 4 mögliche Ursachen für eine Spitzfußdeformität auf.*

A
1: ....
2: ....
3: ....
4: ....

L
1. Angeboren (z.B. beim angeborenen Klumpfuß).
2. Lähmungsbedingt (Poliomyelitis, Peronaeusparese u.ä.).
3. Posttraumatisch durch schmerzbedingte Schonhaltung (Metatarsalfrakturen, Weichteilkontrakturen).
4. Allgemein: Lange Bettlägrigkeit mit Vernachlässigung der Fußstellung.

275 *Sie diagnostizieren bei einem Neugeborenen einen klassischen Klumpfuß mit dünner, kurzer Wade und einer kontrakten, nicht redressierbaren Deformität.*
Welche Therapie schlagen Sie der Mutter vor?

A
1. Möglichst früh operative Korrektur der Weichteile.
2. Abwartende Haltung einnehmen, da häufig Selbstheilungen eintreten.
3. Sofortige Etappenkorrektur in Gipsverbänden.
4. Bei keiner spontanen Besserung Schienenbehandlung ab dem 6. Monat.
5. Täglich manuelle Redression durch die Mutter.

L
3.

K
Wichtig ist ein möglichst frühzeitiger Therapiebeginn. Besonderen Wert ist auf die richtige manuelle Redression im Gips zu legen. Bei Überkorrektur durch alleinige Vorfußmanipulation besteht die Gefahr eines (iatrogenen) "Tintenlöscherfußes". Eine operative Korrektur kommt frühestens nach 4-6 Monaten in Frage.

276 *Bei Ihrem Patienten stellen Sie eine Spitzfußdeformität fest, die sich bei Streckung des Knies verstärkt und bei passiver Beugung voll redressierbar ist.*
Die Ursache des Spitzfußes ist am ehesten:

A
1. Verkürzung der Soelusmuskulatur.
2. Pathologische Veränderungen im oberen Sprunggelenk.
3. Störung des Rückenmarks.
4. Gastroknemiusverkürzung.
5. Posttraumatische Fehlstellung des Vorfußes.

L
4.

K
Nur der Gastroknemius ist zweigelenkig und wird dadurch bei der Flexion des Knies länger. Die Spitzfußdeformität wird sich deshalb in gebeugter Stellung vermindern.

277 *Ordnen Sie die folgenden charakteristischen Deformitäten den entsprechenden pathologischen Veränderungen des Fußes zu.*

A
1. Senkfuß.
2. Spreizfuß.
3. Knickfuß.
4. Klumpfuß.

a) Abgeflachtes mediales Fußgewölbe.
b) Kalkaneus in Valgusstellung.
c) Flaches Quergewölbe.
d) Kalkaneus in Varusstellung.

L
1. a)
2. c)
3. b)
4. d)

278 *a) Eine Arthrodese des oberen Sprunggelenks (OSG) wird i.a. sehr gut vertragen und führt zu einem hinkfreien Gang,*

b) da der Bewegungsausfall durch das untere Sprunggelenk (USG) voll kompensiert wird.

A
1. a) richtig b) richtig
2. a) richtig b) falsch
3. a) falsch b) richtig
4. a) falsch b) falsch

L
1.

K
Die Kompensation des Beweglichkeitsverlusts im oberen Sprunggelenk findet im Lisfranc- und im Chopart-Gelenk statt. Aus diesem Grund kann eine OSG-Arthrodese besser als eine USG-Arthrodese kompensiert werden.

279 *Zum Krankheitsbild der Morton-Neuralgie gehören folgende Aussagen:*

A
1. Häufiges Krankheitsbild.
2. Plötzlich heftige, oft nächtliche Schmerzattacken.
3. Hauptlokalisation zwischen dem Metatarsalkopfchen II und III.
4. Mit Spreizfußeinlagen häufig erfolgreich therapierbar.
5. Es handelt sich um statische Vorfußüberlastungsbeschwerden.

L
2., 4.

K
Die Einklemmungserscheinungen, gewöhnlich zwischen III. und IV. Metatarsalköpfchen, führen zu einem sekundären Neurom der Interdigitalnerven. Die Diagnose ist manchmal nicht einfach zu stellen, da die Patienten die plötzlich einschießenden, elektrisierenden Beschwerden schlecht lokalisieren können. Manchmal kann man den Schmerz auslösen, indem man bei gleichzeitiger Kompression des Quergewölbes die Metatarsalia gegeneinander bewegt.

280 *Ordnen Sie die nachfolgenden Aussagen den entsprechenden ossären Veränderungen zu:*

A
1: Knochenvorsprung über dem Metatarsale I und dem Os cuneiforme.
2: Insertionstendinose der Plantaraponeurose.
3: Oft schmerzhaft, besonders im Zusammenhang mit Knick-/Senkfuß.
4: Kann mit traumatischer Läsion des Talus verwechselt werden.

a) Fersensporn.
b) Silfverskiöld-Exostose.
c) Os tibiale externum.
d) Os trigonum.

L
1: b)
2: a)
3: c)
4: d)

281 *Unter der Haglund-Ferse versteht man folgendes:*

A
1. Schmerzhafte Kalkaneusapophysitis bei Jugendlichen.
2. Insertionstendinose der Plantaraponeurose am Kalkaneus.
3. Röntgenologisch feststellbarer Sporn in der Nähe des Achillessehnenansatzes.
4. Schmerzhaftes Tuber calcanei.
5. Arthrose des unteren Sprunggelenks.

L
4.

K
Oft ist das Röntgenbild negativ: Der Befund imponiert v.a. klinisch mit schmerzhafter Rötung im Bereich des Achillessehnenansatzes.

282 *Entscheidend für den Erfolg einer Vorfußkorrektur mit Resektion der Metatarsalköpfchen ist:*

A
1. Einhaltung eines Plus-/ Minusindexes.
2. Zusätzliche Sehnenverlängerung dorsal.
3. Konsequente Entlastung postoperativ für 6 Wochen.
4. Zur Vermeidung einer plantaren Narbe, Durchführung des Eingriffs von dorsal.
5. Gleichzeitige Korrektur meist vorhandener Hammerzehen.

L
1.

K
Bei diesem Eingriff handelt es sich um eine "funktionelle Amputation" (Gschwend 1977) und ist deshalb lediglich bei Patienten mit Polyarthritis und Bewegungsbedürfnis durchzuführen. Zur gleichmäßigen Belastung des Vorfußes sollte ein Plus-minus-Index eingehalten werden.

283 *a) Die subkapitale Osteotomie nach Helal ist beim Pes cavus indiziert,*

b) da dabei die schmerzhaften Überlastungszonen plantar der Metatarsalköpfchen beseitigt werden.

A
1. a) richtig b) richtig
2. a) richtig b) falsch
3. a) falsch b) richtig
4. a) falsch b) falsch

L
3.

K
Eine Osteotomie subkapital an den Metatarsalköpfchen wäre lediglich eine symptomatische Therapie, die den eigentlichen pathologischen Veränderungen wie der Überhöhung des Fußgewölbes nicht gerecht würden. Durch die Verminderung der Prominenz einzelner Metatarsalköpfchen bei der subkapitalen Schrägosteotomie können hingegen beim Spreizfuß in diesem Bereich lokalisierte Überlastungszonen beseitigt werden.

284 *Die abgebildete Einlage (Längsschnitt) verordnen Sie für folgende Fußdeformitäten:*

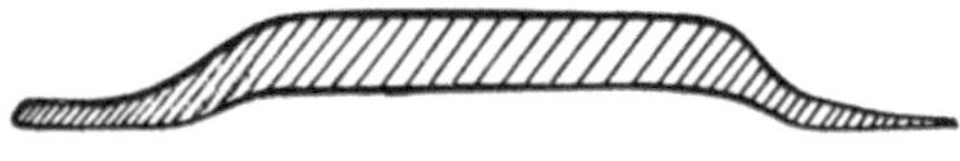

Abb. 11.1

A
1. Klumpfuß.
2. Hohlfuß.
3. Plattfuß.
4. Hakenfuß.
5. Spitzfuß.

L
2.

K
Durch die retrokapitale und die präkalkaneare Abstützung entsteht eine distrahierende Keilwirkung; auf diese Weise wird der Hohlfußdeformität entgegengewirkt.

285 *Sie werden auf der Notfallstation zu einer Talusfraktur gerufen. Sie ereignete sich vor 3 h. Das Röntgenbild zeigt eine wenig dislozierte, intraartikuläre Fraktur im Bereich des Corpus tali. Klinisch besteht bereits eine massive Weichteilschwellung. Über der Schwellung ist eine geringe Verminderung der Oberflächensensibilität festzustellen. Sie entscheiden sich für folgende Procedere:*

A
1. Entlassung nach Hause mit provisorischer Gipsschiene und Ermahnung zur Hochlagerung. Wiederaufnahme zur Operation bei abgeschwollenen Verhältnissen in ca. 6 Tagen.
2. Stationäre Aufnahme und Hochlagerung. Operative Sanierung in 10 Tagen.
3. Sofortige Operation und Osteosynthese.
4. Unterschenkelgips für 6 Wochen.
5. Stationäre Aufnahme und Hochlagerung. Operative Sanierung in 4 Tagen.

L
3.

K
3 h nach dem Unfall ist die Schwellung durch ein Hämatom bedingt. Durch sofortige Drainage und Ausräumung kann dieses entleert werden, und die gefährdete Haut wird entspannt. Das unter 5. genannte Vorgehen hat einen ungünstigen Verlauf. Nach 4 Tagen bildet sich zwar das Hämatom zurück, jedoch ist die Haut ödematös und hochgradig gefährdet. Eine Wundheilungsstörung ist dann wahrscheinlich.

286 *Sie haben einen Patienten mit komplett dislozierter Taluslaxationsfraktur. Sie klären ihn darüber auf, daß mit grosser Wahrscheinlichkeit eine Nekrose des Taluskörpers eintreten wird. Wie werden Sie eine solche zuverlässig diagnostizieren?*

A
1. Klinisch.
2. Röntgenologisch.
3. Durch Laboruntersuchungen.
4. Aufgrund des Unfallmechanismus.
5. Computertomographisch.

L
2.

K
Das zuverlässigste und billigste Mittel, eine Taluskörpernekrose zu diagnostizieren, sind röntgenologische Verlaufskontrollen.

287 *Durch ein schweres, herabfallendes Gewicht wurden am Fuß multiple Metatarsalfrakturen I-V verursacht. Der Fuß ist massiv geschwollen, die Haut jedoch unbeschädigt. Welche Therapie wählen Sie?*

A
1. Stabilisierung sämtlicher Frakturen mit Schrauben, Platten und Kirschner-Drähten.
2. Reposition und Stabilisierung der Metatarsalfraktur I, konservative Behandlung der übrigen Frakturen.
3. Reposition und Stabilisierung der Frakturen I und V.
4. Reposition und Fixation nur der intraartikulären Frakturen.
5. Konservative Behandlung mit Hochlagerung und Gipsfixation.

L
3.

K
Im allgemeinen wird genügend Stabilität des Fußgewölbes durch die Wiederherstellung der Eckpfeiler (Metatarsale I und V) erreicht. Es sollte versucht werden, die übrigen Metatarsalia auf die ursprüngliche Länge zu bringen. Falls nötig, können diese mit Kirschner-Drähten perkutan gespickt werden.

288 *Auch bei einwandfreier Reposition und Fixation einer dislozierten Talushalsfraktur können wegen folgender Gründe nur mit Vorsicht prognostische Aussagen gemacht werden:*

A

1. Risiko einer frühzeitigen Inkongruenzarthrose des oberen Sprunggelenks.
2. Risiko einer frühzeitigen Inkongruenzarthrose des unteren Sprunggelenks.
3. Risiko einer Chopart-Arthrose.
4. Nekrosegefahr des Taluskörpers.
5. Gefahr eines Sudeck-Syndroms.

L

4.

K

Der Taluskörper wird von distal, im Bereich des Talushalses, ernährt. Je nach Dislokationsgrad besteht eine Gefahr der Zerstörung dieser Zufuhr mit nachfolgender Nekrose.

289 *Bei der operativen Rekonstruktion des zerrissenen Lig. talofibulare anterius muß auf die beiden folgenden, unmittelbar subkutan verlaufenden Nerven Rücksicht genommen werden:*

A

1: .....

2: .....

L

1: N. suralis.

2: N. peronaeus superficialis.

K

Wir verwenden vorzugsweise den ventral-konvexen Hautschnitt, da nur so der Schnitt parallel zu den genannten Nerven verläuft. Eine Verletzungsgefahr und eine mögliche Ausbildung lästiger Neurombeschwerden kann so eher vermieden werden (Abb. 11.2):

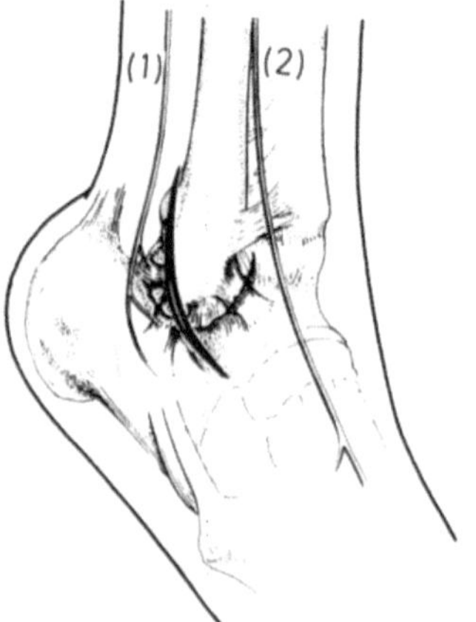

Abb. 11.2

290 *Sie vermuten eine Nekrose der Talusrolle. Welche röntgenologischen Veränderungen erwarten Sie vgl. mit der gesunden Gegenseite?*

A
1. Verminderte Röntgendichte der Talusrolle.
2. Vermehrte Röntgendichte der Talusrolle.
3. Fleckige Aufhellungen im Bereich der Talusrolle.
4. Impressionen mit Gelenkdestruktion.
5. Generelle Osteoporose des Fußgelenks.

L
2.

K
Bei eingetretener Nekrose wird sich eine relative Vermehrung der röntgenologischen Knochenstruktur präsentieren, da eine Entkalkung nach unterbrochener Blutzufuhr nicht mehr stattfinden kann. Eine Impression der Gelenkfläche tritt erst als Spätzeichen auf.

291 *a) Die Operation nach Keller-Brandes ist besonders für jüngere Patienten geeignet,*

b) da diese Operation i.a. gute Resultate mit Schmerzfreiheit und geringer Rezidivquote aufweist.

A
1. a) richtig b) richtig
2. a) richtig b) falsch
3. a) falsch b) richtig
4. a) falsch b) falsch

L
3.

K
Da bei der Operation nach Keller-Brandes eine Resektion des Gelenks stattfindet, ist sie lediglich für ältere Leute geeignet. Bei jüngeren Patienten wählen wir gelenkerhaltende Operationen (Hohmann, Regnault, DuVries etc.).

292 *Durch ein schweres Gewicht wurde eine Chopart-Luxation mit multiplen Metatarsalfrakturen verursacht. Der 40jährige Patient wird unmittelbar nach dem Unfall zu Ihnen gebracht; was unternehmen Sie?*

A
1. Sofortige Ruhigstellung und Hochlagerung.
2. Sofortige Reposition unter Bildwandlerkontrolle und Ruhigstellung.
3. Reposition "à froid" nach 10-14 Tagen.
4. Konsequente Hochlagerung und Reposition nach Abschwellung.

L
2.

K
Eine Reposition nach dem Unfall ist am einfachsten. Dies kann konservativ unter Bildwandlerkontrolle durchgeführt werden. Falls ein Repositionshindernis besteht, muß operativ reponiert werden. Bei Instabilität ist eine temporäre Fixation mit mindestens 3 Kirschner-Drähten angezeigt.

293 *Bei Ihrem 40jährigen Patienten diagnostizieren Sie röntgenologisch und klinisch eine stark dislozierte Talushalsfraktur, die er sich bei einem Autounfall zuzog. Sie entschließen sich zur operativen Reposition und Verschraubung. Nach welcher Zeit erlauben Sie eine Vollbelastung?*

A
1. Nach 4 Wochen.
2. Nach 8 Wochen.
3. Nach 12 Wochen.
4. Vom Röntgenbefund abhängig.
5. Bei stabiler Fixation sofortige Belastung.

L
4.

K
Obwohl bei einer spongiösen Fraktur eine Konsolidierung nach 8 Wochen zu erwarten ist, sind aufgrund der speziellen anatomischen Verhältnisse bei Talusfrakturen Röntgenverlaufskontrollen nötig. Nur so kann eine zu frühe Belastung bei Kopfnekrose mit Einsinken der Taluswölbung verhindert werden.

Kapitel 12
Kinderorthopädie

294 *Welche der nachfolgenden Aussagen gehört nicht zur infantilen Zerebralparese?*

A
1. Athetose.
2. Ataxie.
3. Tremor.
4. Schlaffe Lähmung.

L
4.

K
Die schlaffe Lähmung ist charakteristisch für die Poliomyelitis im Initialstadium der Krankheit. Für die infantile Zerebralparese ist die spastische Lähmung typisch.

295 *Welche der folgenden Aussagen trifft für die Arthrogryposis multiplex congenita nicht zu?*

A
1. Fixierte Ellbogenextension.
2. Hüftluxation mit Flexionskontraktur.
3. Handgelenkflexionen mit Ulnardeviation.
4. Sog. Puppenextremitäten mit fehlender Modellierung.
5. Periphere Sensibilitätsstörungen.

L
5.

K
Bei der Arthrogrypose handelt es sich um eine neuromuskuläre Dysbalance mit Gelenkdeformierungen, die sekundär auftreten. Die Sensibilität ist nicht betroffen.

296 *Welche der folgenden Aussagen ist für das Gangbild des spastischen Kinds bei der infantilen Zerebralparese typisch (3 Antworten)?*

A
1. Gang in Adduktionsfehlstellung.
2. Zehengang.
3. Außenrotationsstellung der Beine.
4. Antagonistische Bewegungen der Hüften und des Knies.
5. Fehlende Beckenpropulsion in der Schwungphase.

L
1., 2., 5.

K
Bei der infantilen Zerebralparese ist eine Innenrotationsfehlstellung typisch, bedingt durch die vermehrte Antetorsion des Schenkelhalses. Das Schwungbein vollführt beim spastischen Patienten keine Pendelbewegungen wie beim Gesunden, sondern die Hüfte und das Knie werden gleichzeitig nach vorn bewegt.

297 *Ordnen Sie den nachfolgenden Muskelkrankheiten die entsprechenden Aussagen zu:*

1. *Progressive Muskeldystrophie.*
2. *Myasthenia gravis.*
3. *Familiäre progressive spinale Muskelatrophie (Werdnig-Hoffmann).*
4. *Friedreich-Syndrom.*

a) *Degeneration der Vorderhornganglienzellen.*
b) *Pseudophyertrophie der Waden.*
c) *Rasche Ermüdbarkeit der Gesichts- und Augenmuskeln.*
d) *Gangstörung, Fallneigung.*

A
1: ....
2: ....
3: ....
4: ....

L
1: b)
2: c)
3: a)
4: d)

298 *Ordnen Sie den beiden angegebenen Krankheitsbildern die entsprechenden Aussagen zu:*

1. *Neurofibromatose.*
2. *Rachitis.*

a) *Störung des epiphysären Skelettwachstums.*
b) *Kurzbogige Skoliosen.*
c) *Crus varum congenitum.*
d) *Allgemeine Bindegewebsschwäche.*
e) *Mangelhafte Verkalkung des Osteoids.*

A
1: ....
2: ....

L
1: b), c), d)
2: a), e)

299 *Eine Mutter bringt ihren 8monatigen Sohn zu Ihnen, da sie seit 24 h bemerkt, daß der rechte Daumen im Interphalangealgelenk in flektierter Stellung gehalten wird. Sie finden eine Flexion dieses Gelenks von 90°, wobei jeder Versuch der Extension schmerzhaft ist. Eine weitere Druckdolenz finden Sie volar über dem Metacarpophalangealgelenk. Ein Trauma hat nach Aussagen der Mutter nicht stattgefunden. Welche Verdachtsdiagnose stellen Sie?*

A
1. Schnellender Daumen.
2. Luxation im Interphalangealgelenk.
3. Osteomyelitis im Bereich des Daumens.
4. Fremdkörper.
5. Mißbildung des Daumens.

L
1.

K
Bei dieser "plötzlich" aufgetretenen Flexionsdeformität des Daumens handelt es sich um einen kongenitalen schnellenden Daumen; dabei verhakt sich eine Verdickung der Sehne des M. flexor pollicis longus unter dem Ringband. Das typische Manifestationsalter dieser Deformität ist 6 Monate bis 2 Jahre.

300 *Welche der folgenden Aussagen trifft für die Arthrogryposis multiplex congenita (angeborene Gliederstarre) nicht zu?*

A
1. Atrophie der Muskelfasern und Kernkyphose.
2. Klumphand und Pronationsfehlstellung.
3. Hüftluxation.
4. Zwergwuchs.
5. Verminderte Intelligenz.

L
4. und 5.

K
Bei der wenig aussichtsreichen konservativen Behandlung erleichtert die normale Intelligenz der Patienten die Rehabilitation.

301 *Welche der nachfolgenden Krankheiten geht nicht mit einer verminderten Körpergröße einher?*

A
1. Osteogenesis imperfecta.
2. Gargoylismus (Hurler-Krankheit)
3. Achondroplasie.
4. Neurofibromatose.

L
4.

K
Bei der Osteogenesis imperfecta handelt es sich zwar nicht um eine eigentliche Wachstumsstörung, jedoch ist die Körpergröße durch multiple Frakturen an den Extremitäten sowie am Achsenskelett vermindert. Sowohl der Gargoylismus als auch die Achondroplasie gehen mit Zwergwuchs einher.

302 *Welche der nachfolgenden Eigennamen werden nicht im Zusammenhang mit einer aseptischen Knochennekrose verwendet?*

A
1. Scheuermann.
2. Panner.
3. Apert.
4. Van Neck.
5. Larsen-Johansson.

L
3.

K
Beim Apert-Syndrom handelt es sich um eine Akrozephalosyndaktylie, eine angeborene Knochen- und Bindegewebsstörung mit vorzeitigem Verschluß der Schädelnähte und meist symmetrischen Gliedmaßenveränderungen.

303 *Bei einer Poliomyelitis mit schlaffer Lähmung der Muskulatur im Kleinkindesalter ist später mit folgender Deformität der Hüfte zu rechnen:*

A
1. Coxa valga.
2. Coxa vara.
3. Coxa flexa.
4. Zunehmende Luxationstendenz.
5. Verminderte Pfannenentwicklung.
6. Entwicklung einer Sekundärpfanne.

L
1.

K
Durch das Fehlen der physiologischen Zug- und Druckkräfte der Hüfte resultiert bei schlaffer Lähmung eine Coxa valga.

304 *Ordnen Sie die nachstehenden Skelettstörungen den entsprechenden Erscheinungsformen zu:*

1. Osteogenesis imperfecta.
2. Multiple kartilaginäre Exostosen.
3. Achondroplasie.

a) Disproportionierter Zwergwuchs.
b) Rezidivierende multiple Frakturen.
c) Knochenauswüchse in Epiphysennähe.

A
1: ....
2: ....
3: ....

L
1: b)
2: c)
3: a) ("Zirkusclown")

305 *Zählen Sie 4 mögliche Ursachen von O-Beinen (Genu varum) bei Kindern auf.*

A
1: ....
2: ....
3: ....
4: ....

L
1. Crus varum congenitum (Blount 1957).
2. Rachitis.
3. Verletzung der Epiphysenfuge medial.
4. Lähmungen und Muskeldysbalance.
5. Fehlstellung nach Frakturen.

306 *Geben Sie 4 Parameter an, anhand derer Sie das noch zu erwartende Wachstum Ihre Patienten abschätzen können.*

A
1: ....
2: ....
3: ....
4: ....

L
1. Wachstumsperzentilen.
2. Handröntgenbild.
3. Risser-Zeichen.
4. Entwicklungsstadium der Geschlechtsmerkmale.
5. Größe der Eltern und Geschwister.

307 *a) Eine Beinlängendifferenz von 1-2 cm muß in jedem Fall durch Schuherhöhung ausgeglichen werden,*

b) da sonst durch diese Differenz vermehrt Rückenbeschwerden auftreten können.

A
1. a) richtig b) richtig
2. a) richtig b) falsch
3. a) falsch b) richtig
4. a) falsch b) falsch

L
4.

K
Der Zusammenhang zwischen einer geringen Beinlängendifferenz und einem erhöhten Risiko von Rückenbeschwerden ist nicht bewiesen. Im Gegenteil können bei fixierten Fehlstellungen nach Korrektur Beschwerden auftreten. Eine funktionelle Beinverkürzung durch Adduktionsfehlstellung in der Hüfte nimmt bei Schuherhöhung lediglich noch zu.

308 *a) Eine Verlängerungsosteotomie bei Beinlängendifferenz ist einer Verkürzungsosteotomie prinzipiell vorzuziehen,*

b) da die Verkürzungsosteotomie den risikoreicheren Eingriff darstellt.

A
1. a) richtig b) richtig
2. a) richtig b) falsch
3. a) falsch b) richtig
4. a) falsch b) falsch

L
4.

K
Die Verlängerungsosteotomie ist der belastendere Eingriff mit relativ hohem Komplikationsrisiko (Nervenschädigungen durch Überdehnung, Pseudarthrosenbildung, Plattenbrüche nach Osteosynthese, zusätzliches Einbringen von Spongiosa zur Überbrückung der Verlängerung usw.). Dagegen ist die Verkürzungsosteotomie ein einmaliger Eingriff ohne wesentliche Probleme. Von Ausnahmen abgesehen, stellt der Verlust der Körpergröße keinen wesentlichen Nachteil dar.

309 *Welche der folgenden Aussagen zum M. Scheuermann ist falsch?*

L
3.

A
1. Im Laufe der progredienten Entwicklung können an der ventralen Wirbelkörperkante Defekte entstehen, die röntgenologisch als Tumor fehlgedeutet werden können.
2. Neben allgemeiner Physiotherapie ist auch Brustschwimmen eine ideale Therapiemethode.
3. In schweren Fällen dient das Korsett als Therapiemittel der Wahl.
4. Bei erfolgter, dorsaler operativer Versteifung und Aufrichtung erfolgt gewöhnlich eine zusätzliche, spontane ventrale Korrektur.

310 *Sie werden auf eine Neugeborenenstation zu einem Patienten mit lumbosakraler Myelomeningozele gerufen.*
An der Hüfte finden Sie eine gute Flexion und Adduktion, jedoch fehlen Extension und Abduktion. Die Knie werden beidseits gegen die Schwerkraft gestreckt. Am Unterschenkel ist lediglich der tibialis anterior innerviert; dementsprechend finden Sie eine Inversion und Dorsalflexion des Fußes.
Das letzte unversehrte Segment ist somit:

A
1. Th_{12}
2. L_1
3. L_3
4. L_4
5. S_1

L
4.

K
Blasen-, Analsphinkterfunktion und Reflexe werden in diesem Fall ebenfalls nicht funktionsfähig sein. Das Sensibilitätsniveau entspricht dem motorischen Segment.

311 *Folgende Aussagen sind für den muskulären Schiefhals zutreffend:*

A
1. Kann auch doppelseitig auftreten.
2. Ist oft kombiniert mit sogenannter Gesichtsasymmetrie ("Gesichtsskoliose").
3. Weist häufig gleichzeitige primäre Wirbelmißbildungen auf.
4. Kann nur in den ersten Lebensmonaten konservativ behandelt werden.
5. Ist oft mit skoliotischer Fehlhaltung der Brustwirbelsäule kombiniert.

L
1., 2., 4., 5.

K
Als Ursache des muskulären Schiefhalses vermutet man eine Tonus-Seitendifferenz des M. sternocleidomastoideus. Das zuerst auffallende Symptom ist oft die kompensatorische Skoliose der Brustwirbelsäule.

312 *Auf der Neugeborenenstation wird Ihnen ein 5 Tage alter Säugling mit kongenitalem Schiefhals vorgestellt. Sie palpieren im rechten M. sternocleidomastoideus eine Verdickung. Röntgenbilder der HWS sind normal.*
Was empfehlen Sie?

A
1. Nackenstreckübungen durch die Eltern.
2. Oberkörpergips mit Rotationskorrektur.
3. Durchtrennung des M. sternocleidomastoideus oberhalb der Klavikula.
4. Exzision der Muskelverdickung.
5. Totale Exzision des betroffenen Muskels.

L
1.

K
Ein früh erkannter, angeborener muskulärer Tortikollis ist mit einfachen Dehnungsübungen zu therapieren. Nur bei verpaßter Therapie oder bei Rezidivformen wird eine Durchtrennung der Ansätze des M. sternocleidomastoideus (klavikulär oder klavikulär und proximal) nötig. Dies ist gewöhnlich nicht vor Abschluß des 1. Lebensjahrs der Fall. Auch hier helfen Serien von Redressionsgipsen und Krankengymnastik Rezidive zu verhüten.

313 *Für eine akute hämatogene Säuglingsosteomyelitis ist folgendes klinisches Bild typisch:*

A
1. Schonhaltung der Extremität mit Bewegungsarmut.
2. Allgemeine Entzündungzeichen.
3. Schwellung und Rötung des befallenen Gliedes.
4. Periostale Auflagerung.
5. Hautfistel über entsprechender Knochenpartie.

L
1.

K
Die Schonhaltung des befallenen Gliedes ist oft der einzige Hinweis. Sämtliche übrigen klinischen Zeichen können fehlen. Die Punktion erbringt den diagnostischen Beweis.

314 *Ordnen Sie zu:*

1: Coxa vara.
2: Coxa valga.
3: Coxa antetorta.
4: Coxa magna.

a) Spätfolge des M. Perthes.
b) Subluxationstendenz.
c) Bei juveniler Epiphysenlösung vorkommend.
d) Bei spastischen Lähmungen vorkommend.
e) Bei schlaffen Lähmungen vorkommend.
f) Positives Trendelenburg-Zeichen.

A
1: ....
2: ....
3: ....
4: ....

L
1: e)
2: b), d)
3: c)
4: a)

315 *Beim kindlichen Becken werden zur Beurteilung einer Dysplasie bzw. einer kongenitalen Hüftluxation verschiedene röntgenologische Kriterien herangezogen. Benennen Sie die in nachfolgender Abbildung angegebenen Linien mit ihrem korrekten Namen:*

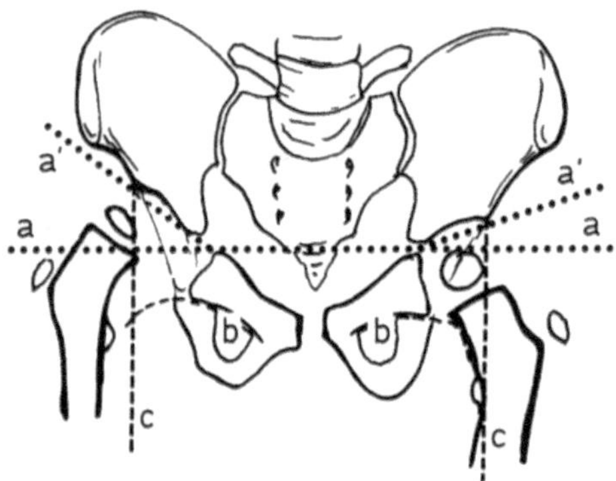

Abb. 12.1

A
1. a: ....
2. Winkel a-a': ....
3. b: ....
4. c: ....

L
1. a: Hilgenreiner-Linie.
2. Winkel a-a': Azetabulumwinkel.
3. b: Ménard-Shenton-Makkas-Linie.
4. c: Ombrédanne-Linie.

316 *Zählen Sie 4 Punkte bei der Frühdiagnostik einer kongenitalen Hüftluxation auf, die Sie anhand der Beckenübersichtsaufnahme festellen können.*

A
1: ....
2: ....
3: ....
4: ....

L
1. Vergrößerung des Azetabulumwinkels (Abb. 12.1a-a').
2. Unterbrechung der Ménard-Shenton-Makkas-Linie (Abbs. 12.1b).
3. Lateralisation des Kopfes (Abb. 12.1c).
4. Verminderung des Abstands Hüftkopf-Hilgenreiner-Linie (Abb. 12.1a).
5. Kleinerer Knochenkern des Hüftkopfs auf der luxierten Seite.
6. Späte Ausbildung einer Sekundärpfanne (Abb. 12.1c).

317 *Folgende Aussagen treffen für den Azetabulumwinkel zu:*

A
1. Er ist ein Maß für die Überdachung des Hüftkopfs.
2. Er ist bei der Hüftdysplasie verkleinert.
3. Er ist bei der Hüftdysplasie vergrößert.
4. Er ist ein Maß für die Anteversion der Pfanneneingangsebene.
5. Er gibt Aufschluß über die Femurantetorsion.

L
1., 3.

318 *Zur Verhinderung einer Pfannendysplasie ist die ideale Zentrierung des Femurkopfs in der Hüftpfanne von eminenter Wichtigkeit. Geben Sie die Stellung des Oberschenkels gegenüber dem Becken an, bei der diese Zentrierung optimal ist:*

A
1. Flexion/Extension: ....
2. Ab-/Adduktion: ....
3. Innen-/Außenrotation: .....

L
1. Flexion: 70°.
2. Abduktion: 60°.
3. Innenrotation: 30°.

K
Diese Werte wurden experimentell an Leichenpräparaten ermittelt (Krämer 1982).

319 *Bei einem 12jährigen Jungen messen Sie eine vermehrte Antetorsion von 45° und eine Valgusstellung von 160° im Schenkelhals beidseits. Klinisch besteht ein erheblicher Einwärtsgang. Was raten Sie den Eltern?*

A
1. Keine Therapie notwendig.
2. Verlaufsbeobachtungen über mehrere Jahre.
3. Operation nur bei Zunahme der gemessenen Werte.
4. Möglichst bald operative Korrektur.
5. Operative Korrektur in 3-4 Jahren.

L
4.

K
Bei einfachem Einwärtsgehen sollte die Indikation zur operativen Korrektur zurückhaltend gestellt werden. Werte von Antetorsionen über 40° und Valgusstellungen von über 160° sind jedoch Fehlstellungen, die korrigiert werden sollten. Es erscheint sinnvoll, diese Korrektur im Vorschulalter durchzuführen.

320 *Im nachfolgenden Röntgenbild ist die Hüfte einer 18jährigen Patientin dargestellt. Welche Aussagen sind zutreffend?*

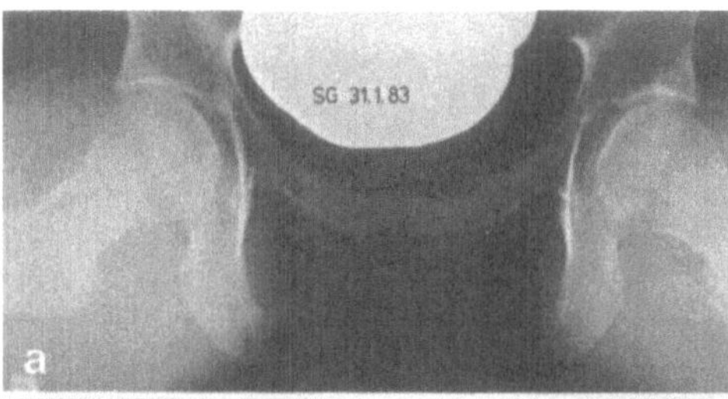

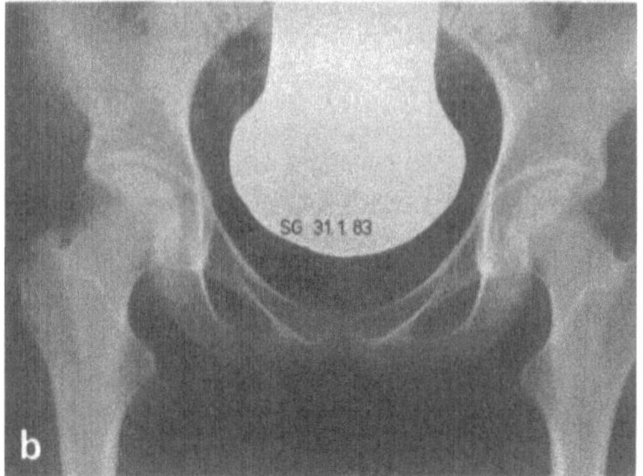

Abb. 12.2a,b

A
1. Die Patientin hat Sie wegen starker Hüftbeschwerden beidseits aufgesucht.
2. Bei der klinischen Untersuchung stellen Sie eine vermehrte Innendrehfähigkeit beider Hüften fest.
3. Bei der Laboruntersuchung des Blutes stellen Sie allgemeine Entzündungszeichen fest.
4. Es besteht eine beidseitige Abduktionshemmung in den Hüftgelenken.
5. Sie stellen die Verdachtsdiagnose einer Stoffwechselkrankheit.

L
2.

K
Es handelt sich um eine Coxa valga antetorta, d.h. der Antetorsionswinkel ist vergrössert. Da in diesem Alter keine Korrektur mehr erwartet werden darf, haben wir bei der Patientin mittels intertrochanterer Osteotomie eine Derotation und Varisierung durchgeführt.

321 *Der reelle Antetorsionswinkel:*

A
1. Läßt sich anhand der sog. Dunn-Aufnahme bestimmen.
2. Ist röntgenologisch nicht darstellbar.
3. Erscheint auf den sog. Standardröntgenbildern.
4. Ist anhand der a.-p.-Aufnahme der Hüfte bestimmbar.

L
2.

K
Im Röntgenbild kann nur der projizierte Antetorsionswinkel bestimmt werden. Zusammen mit dem Zentrum-Kollum-Diaphysen-Winkel läßt sich der reelle Antetorsionswinkel anhand von Tabellen bestimmen.

322 *Einer Mutter ist seit längerer Zeit ein vermehrter Einwärtsgang bei ihrer 6jährigen Tochter aufgefallen. Sie finden bei der Untersuchung ausser der vermehrten Hüftantetorsion beidseits, keine pathologischen Befunde. Was raten Sie der Mutter?*

A
1. Operative Korrektur.
2. Tragen von Nachtschienen.
3. Physiotherapie und Gangschulung.
4. Beobachtung, jährliche Kontrollen.

L
4.

K
Bei Ausschluß anderer Ursachen einer vermehrten Antetorsion (Pes adductus, Genu varum, Unterschenkeltorsionsfehler) sollte die Indikation für eine operative Korrektur restriktiv gestellt werden. Kosmetische Gründe als alleinige Indikation sind abzulehnen. Gewöhnlich zeigt die Antetorsion spontane Rückbildungstendenz bis zum Abschluß der Pubertät.

323 *Ein 4jähriger Junge klagt seit 24 h über Schmerzen im rechten Hüftbereich, ohne daß ein Trauma eruierbar wäre. Klinisch finden Sie einen etwas kränklichen Patienten, der sein rechtes Bein in Beuge- und Adduktionsschonhaltung hält. Das auswärts angefertigte Röntgenbild der rechten Hüfte zeigt nachfolgende Abbildung. Ohne weitere Abklärungen können Sie nun eine Diagnose stellen:*

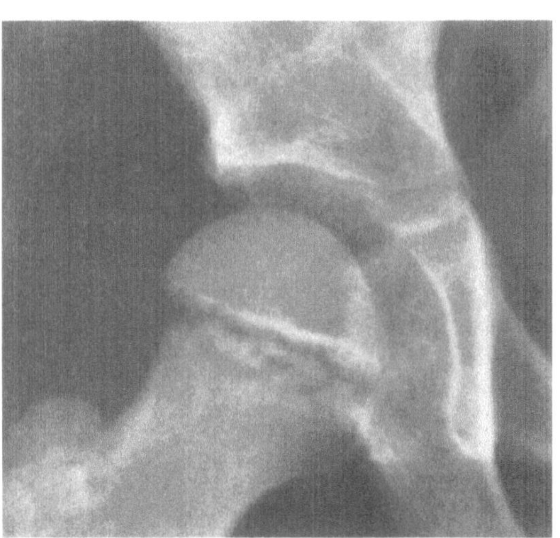

Abb. 12.3

A
1. Beginnender M. Perthes rechts.
2. Koxitis.
3. Epiphysiolyse.
4. Schnappende Hüfte.
5. Verdacht auf vertebragene Beschwerden.

L
2.

K
Wenn Sie zum Vergleich ein Röntgenbild der Gegenseite anfertigen lassen, erkennen Sie sofort die gespannte Gelenkkapsel (Abb. 12.3), was auf ein Exsudat im Gelenkraum schließen läßt. Oft ist auch eine diskrete Erweiterung des Gelenkspalts sichtbar.
Abb. 12.4:

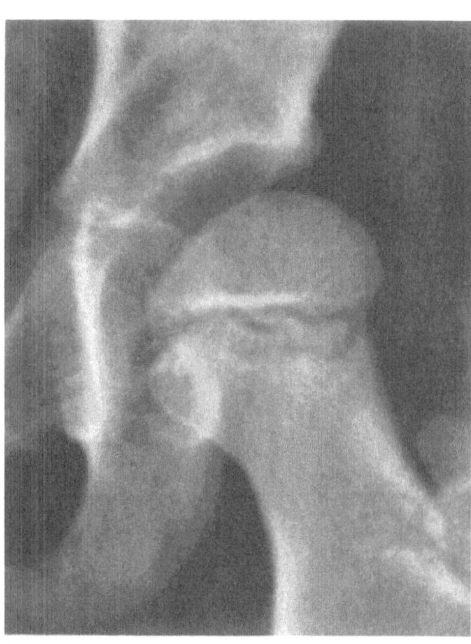

Abb. 12.4

324 *Im vorigen Fall (Abb. 12.3, 12.4) unternehmen Sie folgende Schritte, nachdem sich im Blutbild akute Entzündungsreaktionen mit stark erhöhter Senkungsreaktion und eine Leukozytenlinksverschiebung feststellen ließen:*

A
1. Bettruhe, Antibiotika.
2. Antibiotika, funktionelle Therapie.
3. Punktion zur Erregerfeststellung, Antibiotika nach Identifizierung des Erregers.
4. Operative Eröffnung des Gelenks, antibiotische Abschirmung.
5. Zunächst Antibiotika; falls nach 1 Woche kein Schmerzrückgang, operative Revision.

L
4., (3.)

K
Eine akute Koxitis ist eine orthopädische Notfallsituation. Die Vitalität des Femurkopfs ist weniger durch die entzündlichen Vorgänge als vielmehr durch die Druckerhöhung intrakapsulär gefährdet, da diese die Blutversorgung beeinträchtigen kann. Eine sofortige Entlastung ist deshalb u.E. nötig. Wir ziehen die operative Kapselfensterung der einfachen Punktion vor.

325 *Mittels Punktion konnten Sie den Verdacht auf eine akute Koxitis bei einem Säugling bestätigen. Was für eine Therapie unternehmen Sie?*

A
1. Sofortige hochdosierte Antibiotikagabe.
2. Antipyretische Mittel, Antibiotikagabe nach erfolgter Resistenzprüfung.
3. Chirurgische Ausräumung und Drainage kombiniert mit Antibiotikagab e.
4. Antipyretische Therapie und Antibiotikatherapie.
5. Physiotherapie und Bewegungstherapie zur Verhinderung eines Bewegungsverlusts.

L
3.

K
Der Zustand einer Koxitis stellt einen orthopädischen Notfall dar. Zur Druckentlastung des Gelenks muß deshalb unverzüglich eine Drainage angelegt werden, kombiniert mit einer Antibiotikatherapie.

326 *a) Die eitrige Koxitis ist typisch für das Säuglingsalter.*

b) Sie wird durch konsequente Ruhigstellung und Antibiotikatherapie i.v. behandelt.

A
1. a) richtig b) richtig
2. a) richtig b) falsch
3. a) falsch b) richtig
4. a) falsch b) falsch

L
2.

K
Typisch ist die Subluxation durch den Binnedruck im Gelenk ohne andere röntgenologische Veränderungen, zumindest im initialen Stadium. Eine frühe Diagnosestellung ist von grosser Bedeutung. Die Hüfte wird in kurzer Zeit zerstört, was zur Ankylose führt. Als Therapie empfiehlt sich die sofortige chirurgische Drainage.

327 *Welche Beschwerden und klinischen Befunde erwarten Sie bei dem 13jährigen Patienten, dessen Röntgenbild der Hüfte Sie in nachfolgender Abbildung sehen?*

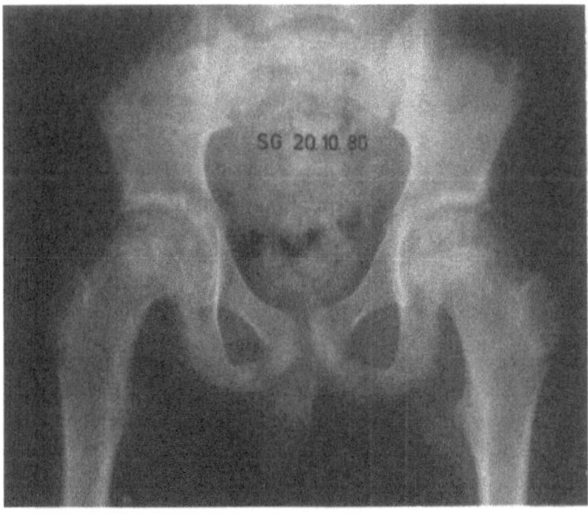

Abb. 12.5

A

1. Husten- und Niesschmerz.
2. Schmerzhaftes Schnappen in der Trochantergegend beidseits.
3. Medialer Kniegelenkschmerz.
4. Einseitig vermehrte Außenrotation bei gleichzeitiger Hüftflexion.
5. Allgemeine Zeichen einer akuten Entzündung.

L

3., 4.

K

Wird zusätzlich eine Aufnahme im axialen Strahlengang durchgeführt, wird die Diagnose sofort eindeutig: Es handelt sich um eine fortgeschrittene Epiphysiologie des Femurkopfs rechts. Sie ist trotz eines Abrutschwinkels von nahezu 60° in der normalen anteroposterioren Beckenübersichtsaufnahme kaum erkennbar!
Durch die dorsal-caudale Dislokation des Femurkopfs kommt es zur vermehrten Hüftaußenrotation bei gleichzeitiger Flexion (Drehmann-Zeichen). Die Projektion der Schmerzen an die Innenseite des Knies ist recht charakteristisch.

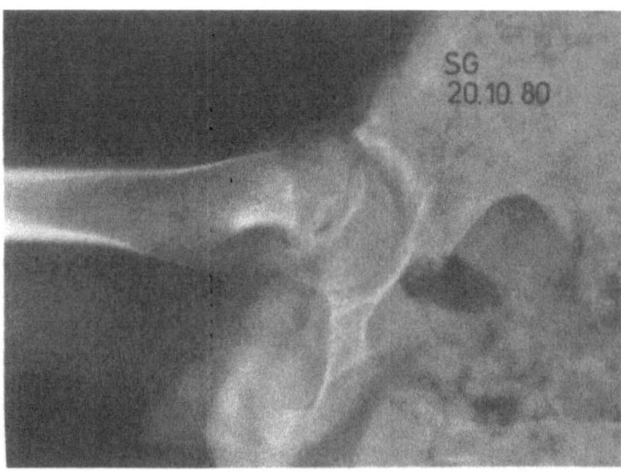

Abb. 12.6

328 *a) Bei der Epiphysiolysis capitis femoris ist die prophylaktische Fixation der Gegenseite indiziert,*

b) weil in ca. 25% die Lyse beidseitig erfolgt.

A
1. a) richtig b) richtig
2. a) richtig b) falsch
3. a) falsch b) richtig
4. a) falsch b) falsch

L
1.

K
Obwohl einige Autoren nur bei manifester Lyse der Gegenseite auch den 2. Eingriff durchführen, ist es u.E. vorsichtiger, den kontralateralen Femurkopf nicht auch der Nekrosegefährdung auszusetzen, und ihn in situ prophylaktisch zu fixieren.

329 *Folgende Aussagen sind für das klinische Bild der Epiphysiolysis capitos femoris typisch:*

A
1. Leichtes Hinken, geringe Schmerzen.
2. Typische laterale Knieschmerzen.
3. Beinverkürzung auf der betroffenen Seite.
4. Positives Drehmann-Zeichen.
5. Massive Bewegungseinschränkung.

L
1., 2. und 4.

K
Man sollte grundsätzlich immer an die Epiphysiolysis capitis femoris denken, die trotz diskreter klinischer Zeichen einen bedrohlichen Verlauf nehmen kann.

330 *Ordnen Sie dem jeweils erfolgten Winkel der Dislokation bei der Epiphysiolysis capitos femoris die entsprechende Idealtherapie zu.*

1. Abrutschwinkel von 10-15°.
2. Abrutschwinkel von 20-40°.
3. Abrutschwinkel von 40-90°.
4. Vollständige Dislokation.

a) Subkapitale Osteotomie.
b) Operative Reposition und Fixation.
c) Fixation mit Nägeln und Schrauben etc. in situ.
d) Intertrochantere Osteotomie nach Imhäuser und Weber.

A
1: ....
2: ....
3: ....
4: ....

L
1: c)
2: d)
3: a)
4: b)

331 *Sie bekommen von einem Kollegen nachfolgendes Röntgenbild zur Beurteilung zugeschickt. Es handelt sich um einen 12-jährigen Jungen, der seit einigen Tagen über Schmerzen in der linken Hüfte mit Ausstrahlung ins Knie klagt. Allgemeine Erkrankungszeichen können nicht gefunden werden. Sie geben Ihrem Kollegen folgenden Ratschlag:*

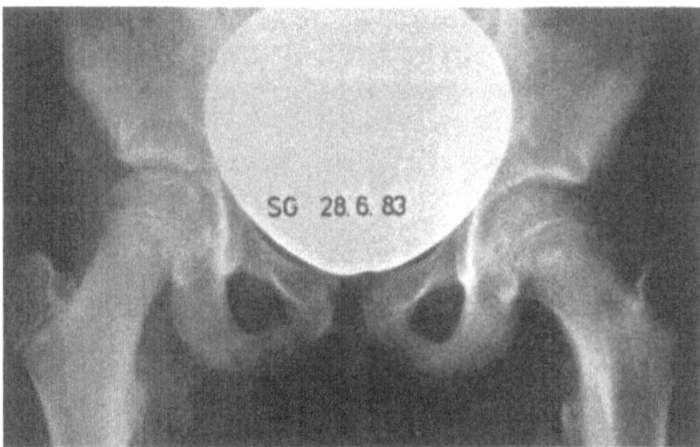

Abb. 12.7

A

1. Einige Tage Bettruhe und erneute Röntgenkontrolle, falls keine Besserung eintritt.
2. Gipsfixation in Außenrotation und 45°-Flexion für 2-3 Monate.
3. Punktion der linken Hüfte.
4. Röntgenbild der Hüfte nach Lauenstein.
5. Operative Revision der Hüfte.

L

4.

K

Bereits in der a.-p.-Aufnahme muß der Verdacht auf eine Hüftkopfepiphysenlösung links geäußert werden. Legt man die Tangentiale in der Verlängerung des Schenkelhalses an den Hüftkopf, so erscheint das angeschnittene Segment der Epiphyse links deutlich gegenüber rechts verkleinert.
Zudem ist eine Auflockerung und Verbreiterung der Epiphyse feststellbar. Die Lauenstein-Aufnahme (Abb. 12.8) bestätigt Ihre Verdachtsdiagnose.

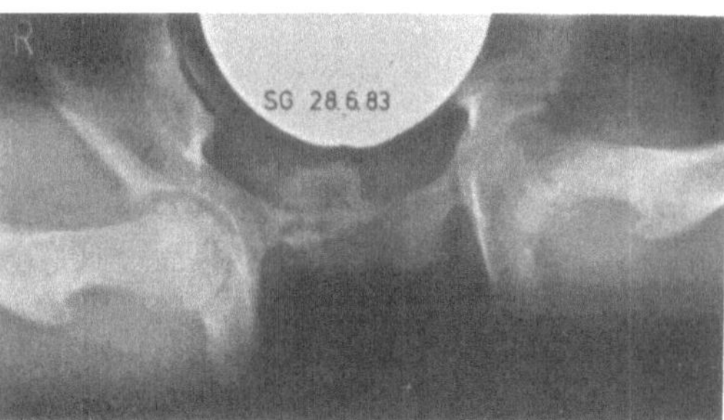

Abb. 12.8

332 *Was unternehmen Sie im in Frage 331 geschilderten Fall (Abb. 12.7, 12.8)?*

A
1. Konsequente Entlastung über 6 Monate.
2. Beckenosteotomie zur besseren Überdachung des abgerutschten Fragments.
3. Intertrochantere Osteotomie und Verschraubung (Imhäuser).
4. Subkapitale Osteotomie.
5. Verschraubung in situ.

L
3.

K
Wir empfehlen die Verschraubung in situ bei geringen Dislokationen von 10-15°. Bei Dislokationen bis zu 50° ziehen wir die Osteotomie nach Imhäuser und Weber mit intertrochanterer Aufrichtungsosteotomie und Fixierung des abgerutschten Fragments in situ vor (Abb. 12.9). Bei der subkapitalen Aufrichtungsosteotomie, die bei Dislokationen über 60° zur Anwendung kommt, ist die Gefahr der Kopfnekrose besonders groß. Die Gegenseite wurde hier prophylaktisch verschraubt. Die Spezialschrauben erlauben eine Abstützung ohne Zerstörung der Wachstumszone:

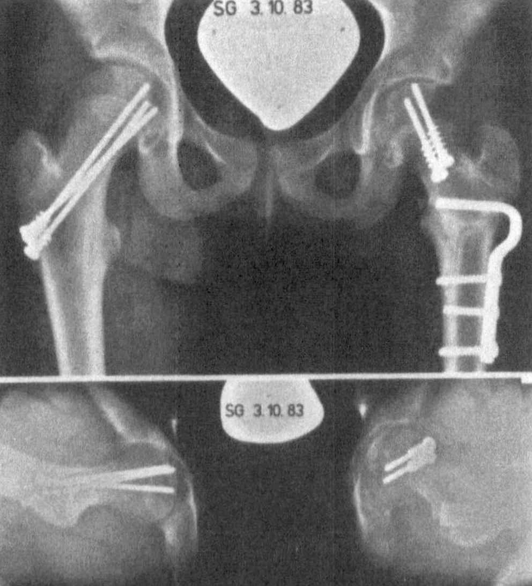

Abb. 12.9

333 *Welches der nachfolgenden Therapieverfahren ist beim M. Perthes nicht indiziert?*

A
1. Entlastung in der Thomas-Schiene für mehrere Monate.
2. Pfannendachosteotomie.
3. Intertrochantere Osteotomie.
4. Abspreizringe.
5. Ruhigstellung in Becken-/ Beingipsverband.

L
2.

K
Das Ziel der Behandlung beim M. Perthes muß die Entlastung des nekrotischen Bezirks sein, der sich gewöhnlich im vorderen lateralen Quadranten des Hüftkopfs befindet. Dies kann mit Becken-/Beingips in Flexion und Außenrotation (Imhäuser), mit Abspreizringen oder aber operativ mit einer intertrochanteren Osteotomie erfolgen. Eine Pfannendachosteotomie ist beim M. Perthes praktisch nie indiziert.

334 *a) Die Geschlechtsverteilung von männlich zu weiblich beträgt beim M. Perthes 1:1.*

b) Der M. Perthes tritt im Alter von 3-10 Jahren auf.

A
1. a) richtig b) richtig
2. a) richtig b) falsch
3. a) falsch b) richtig
4. a) falsch b) falsch

L
3.

K
Der M. Perthes tritt beim männlichen Geschlecht (Jungen zu Mädchen ca. 3:1) vermehrt auf.

335 *Zur präoperativen Abklärung eines M. Perthes, bei dem eine Osteotomie geplant ist, wird ein Hüftarthrogramm durchgeführt.*
Welches ist die schlechteste Einstellung des Hüftkopfs und was ist das Kennzeichen?

A
1. Gleichmäßige Kontrastmittelverteilung.
2. Vergrößerung der Distanz Limbus - Kapselansatz am Schenkelhals.
3. Eingeschlagener Limbus.
4. Bildung eines Kontrastmitteldepots in der Pfanne.
5. Ausgeweitetes Lig. teres.

L
4.

K
Die Arthrographie beim M. Perthes dient dazu, die optimale Einstellung des Femurkopfs in der Pfanne zu objektivieren. Gewöhnlich wird der Kopf in Adduktion aus der Pfanne etwas lateralisiert, wobei sich am Pfannengrund ein Kontrastmitteldepot bildet. Dies stellt eine unerwünschte Situation dar.

336 *Der M. Perthes hat einen charakteristischen röntenologischen Verlauf.*
Ordnen Sie die nachstehenden Beschreibungen röntgenologischer Aspekte in eine korrekte zeitliche Reihenfolge ein.

A
1. "Scholliger" Zerfall.
2. Entrundung des Kopfs.
3. Verschwinden der "Schollen".
4. Zunehmende Sklerosierung.
5. Coxa vara, Coxa magna.
6. Gelenkspaltverbreiterung, Doppelkontur des Femurkopfs.

L
6., 2., 1., 3., 4., 5.

K
Der M. Perthes weist eine Selbstheilungstendenz auf. Wichtiger als die Diagnosestellung ist es, prognostische Aussagen zu machen.
Die Kriterien dazu sind: die Prognose ist umso schlechter,
- je älter der Patient (ab 7-8 Jahre) ist.
- je größer der Nekrosebezirk ist.
- je mehr die Metaphyse einbezogen wird.
- je größer die Lateralisationstendenz des Kopfs ist.

337 *Bei einem Säugling hat die Hebamme nach der Geburt über ein fraglich positives Ortolani-Zeichen berichtet. 6 Wochen nach der Geburt wird das Kind zu Ihnen gebracht, wobei Sie jedoch keine klinischen Zeichen einer kongenitalen Hüftluxation finden können. Lediglich auf dem Röntgenbild können Sie eine geringgradige Dysplasie nicht sicher ausschließen.*
Welche Maßnahmen treffen Sie?

A
1. Hüftarthrographie.
2. Offene Reposition.
3. Pavlik-Zügel.
4. Breites Wickeln.
5. Extensionsbehandlung.

L
4.

K
Breites Wickeln dürfte zunächst angemessen sein. Eine dadurch erreichte Stellung der Hüfte in Abduktion und leichter Flexion wirkt einer evtl. Subluxationstendenz entgegen. Es sollte jedoch durch eine Verlaufsbeobachtung eine Diagnose gestellt werden können.
Aus den angeführten Gründen eignet sich breites Wickeln der Säuglinge als Prophylaxe, nicht aber als Therapie!

338 a) *Bei der Neugeborenenuntersuchung besteht bei Gesäßfaltenasymmetrie und Abspreizhemmung Verdacht auf eine kongenitale Hüftluxation.*

b) *Deshalb wird ein a.-p.-Röntgenbild des Beckens zur Diagnoseverifizierung angefertigt.*

A
1. a) richtig b) richtig
2. a) richtig b) falsch
3. a) falsch b) richtig
4. a) falsch b) falsch

L
2.

K
Neben den eindeutigen Dislokationszeichen wie Ortolani-Test, Abspreizhemmung usw., sind indirekte Zeichen einer kongenitalen Hüftdislokation Schonung eines Beins, familiäre Anamnese und weitere Fehlbildungen, v.a. des Urogenitaltrakts. Ein Röntgenbild kann erst mit 2-3 Monaten zuverlässig beurteilt werden.

339 *Zählen Sie die 3 klassischen klinischen Zeichen einer kongenitalen Hüftluxation auf.*

A
1: ....
2: ....
3: ....

L
1. Ortolani-Zeichen (am besten in den ersten Lebenstagen prüfbar).
2. Abspreizhemmung: in Rückenlage können die Knie bei flektuierten Hüften nicht seitengleich abduziert werden.
3. Faltenasymmetrie des Gesäßes.

K
Vorsicht ist geboten bei beidseitiger Luxation (2. und 3. fallen dann als Prüfmethoden weg)!

340 a) *Liegt bei einer kongenitalen Hüftluxation im Arthrogramm ein eingeschlagener Limbus vor, muß in jedem Fall offen reponiert werden,*

b) *da bei unvollständiger Reposition eine Diskrepanz zwischen Kopf und Pfanne bestehen bleibt.*

A
1. a) richtig b) richtig
2. a) richtig b) falsch
3. a) falsch b) richtig
4. a) falsch b) falsch

L
3.

K
Auch ein eingeschlagener Limbus kann durch Extensionsbehandlung "umwandert" und nach oben geschlagen werden. Nur durch gutes Anmodellieren mit richtiger Zentrierung kann sich sowohl Kopf als auch Hüftpfanne normal entwickeln.

341 *Ordnen Sie die 3 nachstehenden operativen Eingriffe an der Hüfte entsprechend der altersabhängigen Indikation ein. Geben Sie eine ungefähre Altersangabe.*

A
1. Offene Reposition bei irreponibler Hüftluxation.
2. Beckenosteotomie nach Chiari.
3. Beckenosteotomie nach Salter.
4. Pfannendachplastik nach Pemberton.

1.: ...... Jahre
2.: ...... Jahre
3.: ...... Jahre
4.: ...... Jahre

L
1. Offene Repositon: Bei Diagnosestellung und Mißlingen der Einstellung mittels Extensionsbehandlung wird man sich zur offenen Reposition entschließen (ca. 1- bis 4jährig).
2. Beckenosteotomie nach Salter und Pfannendachplastik nach Pemberton. Beides Eingriffe zur Verbesserung der Überdachung des Femurkopfs, (kleine Kinder bis ca. 6jährig), mit oder ohne gleichzeitige Varisationsosteotomie.
3. Beckenosteotomie nach Chiari. Bildung eines "künstlichen" Pfannendachs mittels Verschiebeosteotomie (ältere Kinder und Erwachsene).

342 *Eine offene Reposition einer kongenitalen Hüftluxation ist in folgenden Fällen indiziert:*

A
1. Kongenitale Hüftluxation Grad IV (iliakale Dislokation).
2. Bei eingeschlagenem Limbus, der als Repositionshindernis wirkt.
3. Nicht diagnostizierte kongenitale Luxation bei Patienten über 3 Jahren.
4. Bei vorhandener familiärer Anamnese mit offener Reposition.
5. Wenn bereits eine Sekundärpfanne besteht.

L
2. und 3.

K
Die meisten noch nicht so lange bestehenden Hüftluxationen können durch konservative Therapiemethoden reponiert werden. Eine Frühdiagnose ist deshalb außerordentlich wichtig.

343 *Der Hanausek-Apparat und ähnliche Repositionsschienen können bei der kongenitalen Hüftluxation und Dysplasie angewendet werden. Folgende Aussagen treffen zu:*

A
1. Sie sind indiziert nach erfolgter Reposition.
2. Sie sind indiziert zur Erzielung der Reposition.
3. Sie sind indiziert in der stabilen Retentionsphase (ab dem 3. Monat nach der Reposition).
4. Sie können anstelle der Spreizgipshosen als "funktionelle" Variante verwendet werden.

L
1. und 4.

K
Die ideale Indikation ist die instabile Retentionsphase bei frisch reponierten Hüften (Krämer 1982).

344 *Bei einer kongenitalen Hüftluxation kann als Therapiemethode die Extensionsbehandlung angewendet werden. Folgende Aussagen treffen bezüglich dieser Behandlungsart zu:*

A
1. Sie ist schonend, weil praktisch keine Kopfnekrosen auftreten.
2. Sie ermöglicht durch Zug eine direkte Reposition des Kopfs in die Pfanne.
3. Sie ist nur bis ca. zum 3. Lebensjahr anwendbar.
4. Sie ist eine eingreifende Therapiemethode, weil eine stationäre Behandlung nötig ist.

L
1., (4.)

K
Es entwickeln sich nie Kopfnekrosen, wenn die Extensionsbehandlung richtig durchgeführt wird. Der Nachteil der Hospitalisation wird durch das amerikanische System der "home traction" ausgeglichen (tragbares Extensionsgerät). Die Reposition erfolgt nicht direkt unter Zug, vielmehr bewirkt die Extension lediglich eine Distraktion des Gelenks, wobei die Reposition durch die aktive Muskelkraft erfolgen sollte.

345 *Ein 13jähriger, etwas adipöser Junge klagt seit einigen Tagen über Schmerzen im Knie medial. Das vom Hausarzt angefertigte Röntgenbild des Knies zeigt nichts Auffälliges. Welche Verdachtsdiagnose stellen Sie?*

A
1. Grippale Muskelschmerzen.
2. Epiphysiolyse.
3. Beginnende Osteochondritis dissecans am Knie.
4. M. Osgood-Schlatter.
5. Wachstumsbeschwerden.

L
2.

K
Hüftbeschwerden werden häufig ins Knie, typischerweise medial projiziert. Man sollte es unter keinen Umständen unterlassen, bei Jugendlichen mit Knieschmerzen auch die Hüfte abzuklären.
Die Epiphysiolysis capitis femoris kommt besonders häufig bei männlichen Jugendlichen im Pubertätsalter vor. Die Patienten sind oft dicklich. Ihre sexuelle Reife ist als Ausdruck der hormonellen Störung, die der Epiphysiolyse wahrscheinlich zugrunde liegt, verzögert.

346 *Ordnen Sie die nachfolgenden Aussagen über die Epiphysenfuge bezüglich ihrer zeitlichen Reihenfolge ein.*

a) Verschmelzung des Knochenkerns am Olekranon.
b) Verknöcherung des Femurkopfskerns.
c) Beginn der Vereinigung des Os pubis mit dem Os ischii.
d) Verschwinden der distalen Radiusepiphysenfuge.
e) Verschwinden der Klavikulaepiphysenfuge.

A
1: ....
2: ....
3: ....
4: ....
5: ....

L
1: d)
2: c)
3: a)
4: b)
5: e)

347 *Ein 5jähriges Mädchen bricht sich beim Spielen das Bein. Nach Diagnosestellung aufgrund des angefertigten Röntgenbilds (Abb. 12.10) entschließen Sie sich zur Ruhigstellung im Gips. Nach mehreren Kontrollen sehen Sie die Patientin 10 Wochen später wieder.*
Wie beurteilen Sie anhand des Röntgenbilds (Abb. 12.10: s. linke Spalte, Abb. 12.11: s. rechte Spalte) den Heilungsverlauf?

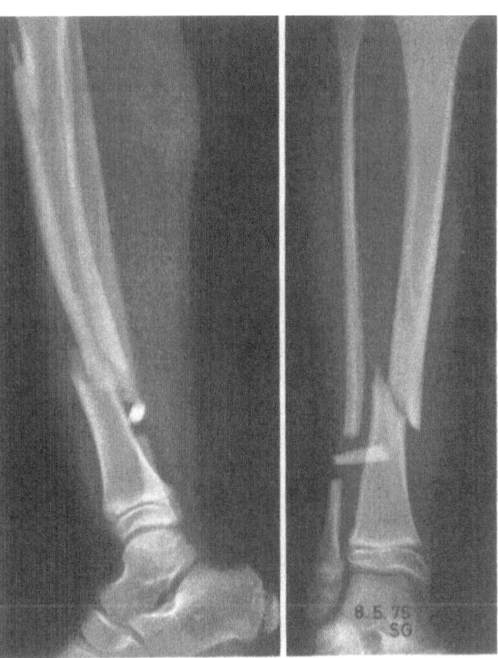

Abb. 12.10

A
1. Normale, etwas verlangsamte Frakturheilung.
2. Normaler Verlauf.
3. Verzögerte Heilung.
4. Pseudarthrose.
5. Kongenitale Pseudarthrose.

L
5.

K
Das Fehlen jeglicher Kallusbildung sowie die hypoplastisch ausgebildete Fibula weisen auf eine kongenitale Pseudarthrose hin. Diese meist einseitig vorkommende Fehlentwicklung hat folgende Klinik: Fraktur nach relativ unbedeutendem Trauma. Während der Heilung fehlt jegliche Tendenz zur Kallusbildung.

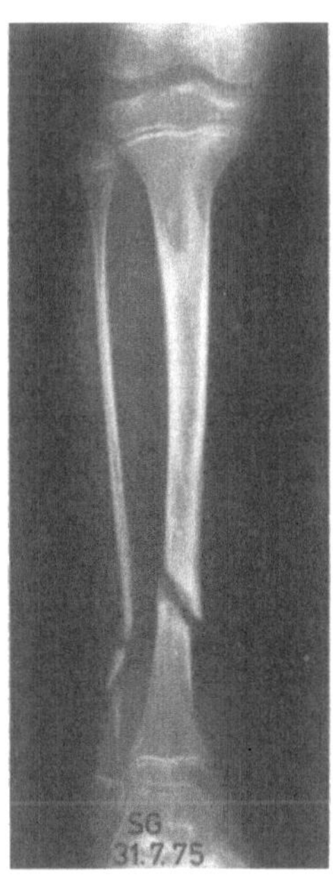

Abb. 12.11

Dies ist auch bei Osteotomien des die kongenitale Pseudarthrose begleitenden Crus varum zutreffend.
Ätiologisch ist diese Fehlbildung nicht eindeutig einzuordnen. Möglicherweise besteht eine Beziehung - wie im geschilderten Fall - zur Neurofibromatose.

348 *Sie stellten im vorigen Fall (Frage 347) die Diagnose einer kongenitalen Pseudarthrose des rechten Unterschenkels. Nach 10 Wochen Gipsfixation zeigte sich bei der 5jährigen Patientin keinerlei Kallusbildung im Frakturbereich.*
Die Eltern möchten gerne Auskunft über die weitere Therapie. Ihr Vorschlag lautet:

A
1. Operation mit Osteosynthese.
2. Operation mit Spanplastik.
3. Weitere Ruhigstellung im Gipsverband.
4. Anpassung eines Schienenhülsenapparates bis Wachstumsabschluß.
5. Extensionsbehandlung.

L
2.

K
Der vorliegende Fall wurde mit einer Spanplastik nach McFarland behandelt; aus der Tibia der Gegenseite wurde ein langer Span entnommen, der den Defekt überbrücken und abstützen sollte. Trotzdem waren zwei weitere Eingriffe bis zur völligen Stabilisierung nötig. Das häufig gleichzeitig vorkommende Crus varum congenitum darf im Wachstumsalter wegen Pseudarthrosegefahr keinesfalls operiert werden. Im Kleinkindesalter sind lediglich Schienenbehandlungen zulässig.

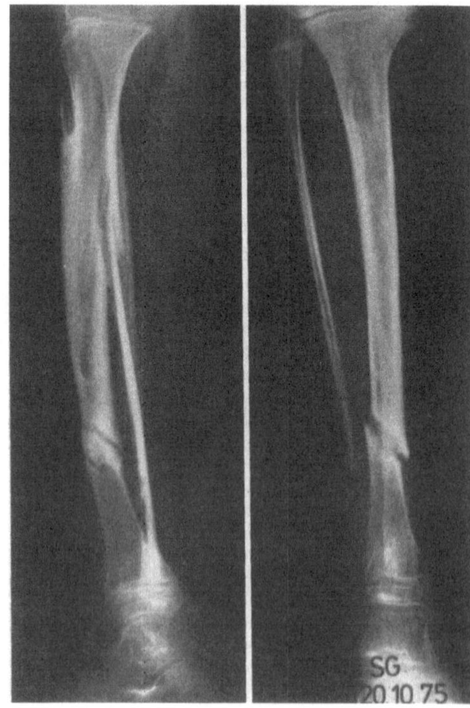

Abb. 12.12

349 *Bei einer kongenitalen Tibiapseudarthrose (3jähriger Patient) stellen Sie eine zunehmende, hochgradige Antekurvation mit Verengung des Markraums fest. Was unternehmen Sie?*

A
1. Osteotomie und Plattenosteosynthese.
2. Osteotomie und Gipsfixation.
3. Gipsfixation und orthopädische Apparateversorgung.
4. Quengelung.
5. Osteotomie und Marknagelung.

L
3.

K
Die schwere kongenitale Tibiapseudarthrose mit zunehmender Deformierung ist ein "Noli me tangere". Im Säuglingsalter besteht eine absolute Kontraindikation zur operativen Korrektur, da dabei mit Sicherheit eine nahezu unheilbare Pseudarthrose auftreten wird. Im Kleinkindesalter empfiehlt sich deshalb die konsequente konservative Therapie, die sich in erster Linie auf den Schutz und die Frakturverhinderung zu konzentrieren hat. Falls im höheren Lebensalter eine Osteotomie unumgänglich ist, sollte diese wegen Pseudarthrosegefahr nicht im Apex der Verkrümmung durchgeführt werden.

350 *Sie haben in Ihrer Sprechstunde einen 7jährigen Jungen, den die Mutter wegen wiederholter Schwellungen des Knies zu Ihnen geschickt hat. Sie palpieren bei Flexion/Extension ein Schnappen, das als schmerzhaft empfunden wird. Im Röntgenbild finden Sie an einem altersentsprechenden, unauffälligen Skelettbefund lediglich einen etwas verbreiterten lateralen Gelenkspalt. Welche Verdachtsdiagnose stellen Sie?*

A
1. Kindliche Chondropathia patellae.
2. Epiphysiolyse des lateralen Femurkondylus.
3. Laterale Bandinstabilität.
4. Osteochondrosis dissecans des lateralen Femurkondylus mit freiem Gelenkkörper.
5. Scheibenmenismus lateral.

L
5.

K
Bei kindlichen Meniskusläsionen handelt es sich häufig um einen Anlagefehler des Meniskus, der meist lateral auftritt. Der Nachweis eines Scheibenmeniskus geschieht bevorzugt arthroskopisch. Damit ist auch gleichzeitig die Möglichkeit zur partiellen Meniskektomie als Therapie gegeben. Die Osteochrondrosis dissecans manifestiert sich gewöhnlich später und ist typischerweise am medialen Femurkondylus lokalisiert.

351 *Nachfolgende Beckenübersichtsaufnahme stammt von einem 6jährigen Patienten. Welche Aussagen treffen zu?*

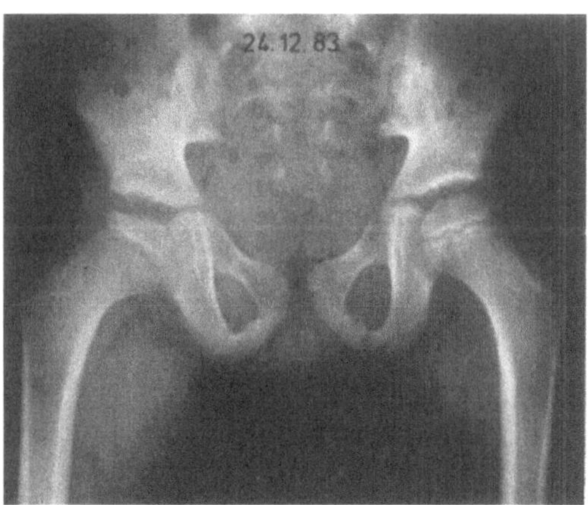

Abb. 12.13

A
1. Es handelt sich um eine Präarthrose des rechten Hüftgelenks.
2. Es handelt sich um einen Tumor des rechten Hüftgelenks.
3. Trotz eines normalen Blutbilds ist eine Koxitis wahrscheinlich.
4. Es dürfte sich um eine Durchblutungsstörung der Kopfepiphyse handeln.
5. Keine der obigen Aussagen trifft zu.

L
1., 4.

K
Es handelt sich um einen M. Perthes des rechten Hüftgelenks.

352 *Typisch für die Osteochondrosis dissecans ist am Knie folgende Lokalisation:*

A
1. Medialer Femurkondylus medial.
2. Medialer Femurkondylus lateral.
3. Laterales Tibiaplateau.
4. Eminentia intercondylaris.
5. Tibiakopf medial.

L
2.

K
Zur weiteren Diagnostik dient die sog. Tunnelröntgenaufnahme.

353 *a) Eine leichte Varus-/Valgusfehlstellung nach Femurfraktur kann bei Kindern ohne weiteres belassen werden.*

b) Hingegen kann eine Torsionsfehlstellung auch bei jüngeren Kindern nicht akzeptiert werden.

A
1. a) richtig b) richtig
2. a) richtig b) falsch
3. a) falsch b) richtig
4. a) falsch b) falsch

L
1.

K
Varus-/Valgusantekurvationsfehlstellungen und Rekurvationsfehlstellungen korrigieren sich i.a. selbständig durch Knochenaposition auf der Konkavseite.

354 *Ordnen Sie folgende Aussagen den entsprechenden Fußformen zu:*

a) Selten angeboren.
b) Als Ursache häufig spastische Paresen.
c) Talus verticalis.
d) Meistens neurologisches Leiden als Ursache.
e) Selten operative Therapie nötig.

1: Hohlfuß.
2: Hakenfuß.
3: Plattfuß (kongenital).
4: Sichelfuß.
5: Spitzfuß.

A
1: ....
2: ....
3: ....
4: ....
5: ....

L
1: d)
2: a)
3: c)
4: e)
5: b)

355 *Welcher der folgenden Eingriffe dient nicht zur Klumpfußkorrektur?*

A
1. Achillessehnenverlängerung.
2. Mediale Kapsel- und Weichteillösung ("medial release").
3. Dorsale Kapsulotomie.
4. Durchtrennung der Plantarfaszie (Steindler).
5. Lateralverlagerung der Sehne des M. tibialis anterior.

L
4.

K
Die Operation nach Steindler bzw. die Durchtrennung der Plantarfaszie nahe ihrem Ansatz am Kalkaneus wird in der Hohlfußtherapie angewendet.

356 *a) Beim angeborenen Klumpfuß sollte primär eine Korrektur aller einzelnen Fehlstellungskomponenten angestrebt werden,*

b) da nur durch frühe und konsequente Redressionsbehandlung eine spätere operative Korrektur vermieden werden kann.

A
1. a) richtig b) richtig
2. a) richtig b) falsch
3. a) falsch b) richtig
4. a) falsch b) falsch

L
3.

K
Eine Spitzfußdeformität gleich zu Beginn zu redressieren ist deshalb gefährlich, da bei genügendem Widerstand des Rückfußes lediglich ein "Aufbiegen" des Vorfußes erreicht wird. Es resultiert damit ein sog. Tintenlöscherfuß mit persistierendem Kalkaneushochstand.
Die primäre Korrektur sollte sich deshalb auf den Rückfuß beschränken.
Die Redressionsbehandlung sollte so früh wie möglich einsetzen. Ein operativer Korrektureingriff ist dann nur noch bei den sog. "rebellischen" Klumpfüßen nötig.

357 *Welche der folgenden Deformitäten gehört nicht zu den klassischen Veränderungen beim Klumpfuß?*

A
1. Pes equinus.
2. Pes cavus.
3. Pes varus.
4. Pes adductus.

L
2.

K
Eine angedeutete Kavusdeformität kommt allenfalls in Kombination mit der Vorfußsupination vor.
Dies gilt für die angeborene und erworbene Form des Klumpfußes.

Kapitel 13

Tumoren

358 *Ordnen Sie die folgenden Röntgenschemata den entsprechenden Tumortypen zu:*

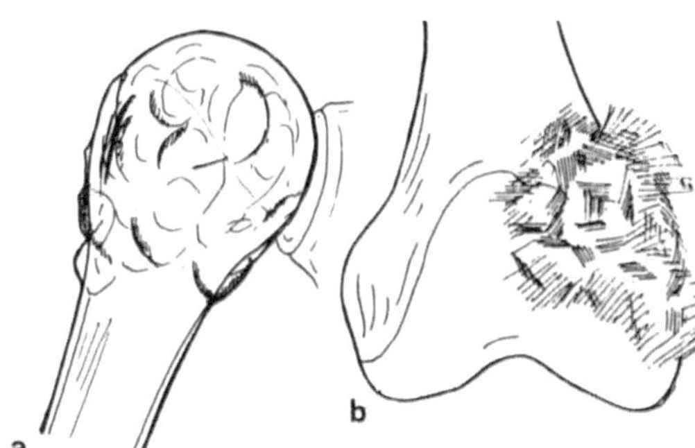

Abb. 13.1a,b

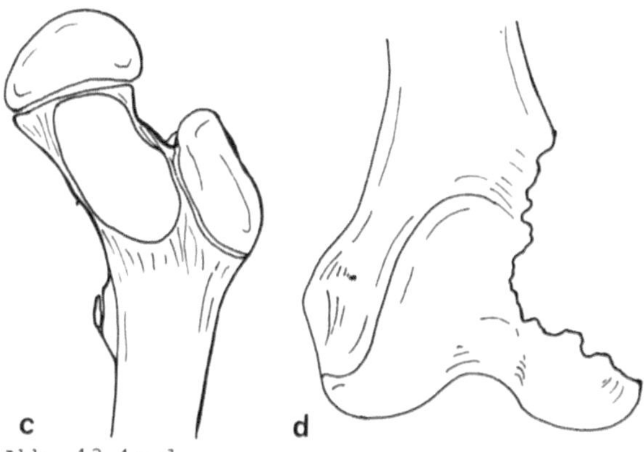

Abb. 13.1c,d

1. *Solitäre Knochenzyste.*
2. *Osteosarkom osteoklastisch.*
3. *Osteoklastom.*
4. *Osteosarkom osteoblastisch.*

A

1: ....
2: ....
3: ....
4: ....

L

1: c)
2: d)
3: a)
4: b)

K

1. Solitäre Knochenzyste: benigner Prozeß mit Respektieren der Epiphysenfuge; scharfe Begrenzung.
2. Osteoklastisches Sarkom: destruierende Osteolyse mit massiver Zerstörung der Struktur und Form.
3. Osteoklastom: Riesenzellgeschwulst, häufig in der aufgetriebenen Epiphyse. Struktur mehr oder weniger erhalten, gekammert.
4. Osteoblastisches Sarkom: runregelmäßiges Erscheinungsbild mit wirrem Durcheinander von Knochenanbau und -abbau; Destruktion der anatomischen Grenzen.

359 *Die seit Jahren angegebenen Beschwerden im rechten Fußgelenkbereich führten Ihren Patienten zu verschiedenen Ärzten. Trotz der relativ genauen anamnestischen Angabe über v.a. bei Ruhe auftretende Beschwerden im Fuß und über gute Ansprechbarkeit auf Schmerztabletten konnte keine Diagnose gestellt werden. Auch Ihre klinische und labormäßige Untersuchung ergibt keine Besonderheiten. Im Röntgenbild finden Sie am Übergang vom Taluskörper zum Talushals eine röntgendichte, rundliche Struktur. Wie lautet Ihre Diagnose und Ihr Therapievorschlag?*

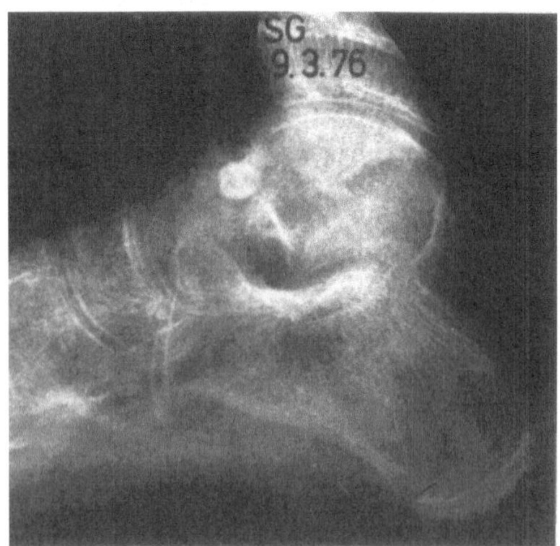

Abb. 13.2

A
1. Posttraumatische Veränderung/Exzision.
2. Instabilitätsbeschwerden im OSG/Gipsfixation.
3. Osteoidosteom/Analgetikagabe.
4. Maligner Tumor/Talektomie.
5. Osteoidosteom/Exzision.

L
5.

K
Die Nachtschmerzen, die Ansprechbarkeit auf Salizylate und der charakteristische röntgenologische Befund mit rundlichem Aussehen und dem sog. "Nidus" verleihen dem Osteoidosteom ein charakteristisches Erscheinungsbild. Die Therapie ist die lokale Exzision. Es tritt darauf eine schlagartige Besserung der Beschwerden ein.

360 *Ein 28jähriger Patient besucht Sie in Ihrer Praxis, da er nach einem Bagatelltrauma eine Konturveränderung an der Aussenseite seines rechten Sprunggelenks wahrgenommen hat. Er verspürt keine Schmerzen, die Veränderung scheint konstant zu sein.*
Wie lautet Ihre Verdachtsdiagnose aufgrund des nachfolgenden Röntgenbilds?

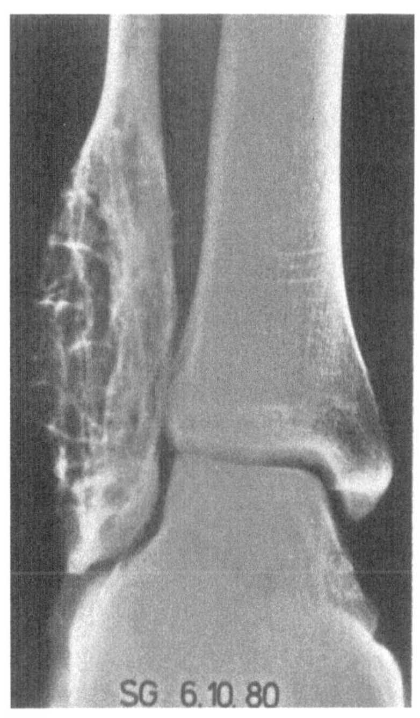

Abb. 13.3

A
1. Juvenile Knochenzyste.
2. M. Paget.
3. Fibröse Dysplasie (Jaffé-Lichtenstein).
4. Chronische Osteomyelitis.
5. Riesenzelltumor.

L
3.

K
Bei der Osteofibrosis deformans juvenilis oder fibrösen Dysplasie handelt es sich um eine ätiologisch nicht geklärte, seltene Skelettaffektion. Wichtig ist v.a. die differentialdiagnostische Abklärung gegen Tumoren, bei denen evtl. Amputationen nötig wären.

361 *Ein 20jähriger Patient klagt über Nacht- und Ruheschmerzen seitdem er sich vor 2 Monaten die Tibiavorderkante im mittleren Drittel angeschalgen hat. Eine eindeutige Belastungsabhängigkeit der Schmerzen besteht nicht. Klinisch finden Sie außer einer lokalen Druckdolenz nichts Pathologisches, im Röntgenbild stellen Sie lediglich eine diskrete Kortikalisverdickung fest.*

1. *Welche Verdachtsdiagnose stellen Sie?*
2. *Welche weiteren Untersuchungen ordnen Sie an?*

A
1. Diagnose: ....
2. Weitere Diagnostik: ....

L
1. Osteoidosteom.
2. Szintigraphie (Röntgentomographie).

K
Typisch für das Osteoidosteom sind die etwas uncharakteristischen Beschwerden. Oft wird dem Kausalitätsbedürfnis der Patienten genüge getan, indem anamnestisch ein Bagatelltrauma erwähnt wird. Der typische röntgenologische Befund mit Nidus und rundlicher Aufhellung ist nicht immer vorhanden.

362 *Folgende Aussagen treffen für den nachfolgend dargestellten Tumor zu:*

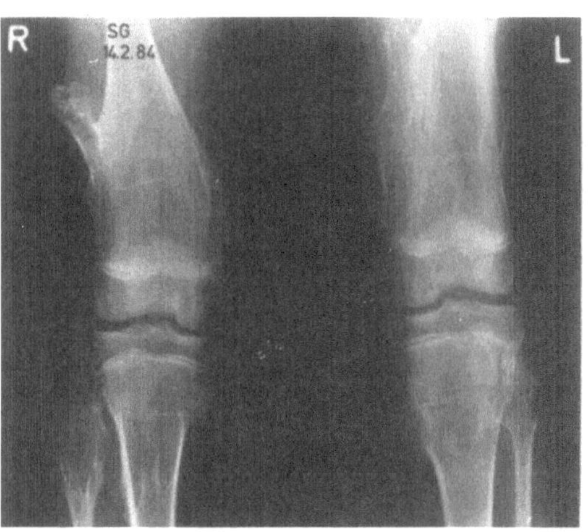

Abb. 13.4

A
1. Seltene Tumorform des Kindesalters.
2. Meistens in der Metyphyse vorkommend.
3. Verursacht eine Erhöhung der alkalischen Phosphatase.
4. Muß nur bei Schmerzen oder Bewegungsbehinderung exzidiert werden.
5. Entartet nie maligne.

L
2., 4., 5.

K
Es handelt sich um ein Osteochondrom (kartilaginäre Exostose).

363 *Ordnen Sie den einzelnen Tumorformen die entsprechenden Aussagen zu:*

1. Juvenile Knochenzyste.
2. Osteochondrom (kartilaginäre Exostose).
3. Ewing-Sarkom.
4. Osteoklastom.

a) Wachstumsstop mit Schluß der Epiphysenfuge.
b) Meist dicht an offener Epiphysenfuge vom proximalen Humerus und Femur.
c) Beginn nach Wachstumsabschluß.
d) Mit Osteomyelitis röntgenologisch verwechselbar.

A
1: ....
2: ....
3: ....
4: ....

L
1: b)
2: a)
3: d)
4: c)

364 *Die typische Lokalisation des nicht ossifizierenden Fibroms ist:*

A
1. Epiphyse der langen Röhrenknochen.
2. Diaphyse der langen Röhrenknochen.
3. Metaphyse der langen Röhrenknochen.
4. Plattenknochen.
5. Wirbelkörper.

L
3.

K
Gewöhnlich ist das distale Femur oder die proximale Tibia betroffen. Typisch ist die scharfe Begrenzung des osteolytischen Defekts. Gelegentlich bestehen pathologische Frakturen.

365 *Bei Ihrem 10jährigen Patienten stellt der Röntgenologe aufgrund des Röntgenbilds die Diagnose eines Ewing-Sarkoms. Anamnestisch bestehen seit 6 Monaten Schmerzen im distalen Femur. Lokal besteht eine Druckdolenz und Schwellung. Bei der Laboruntersuchung ist eine starke Erhöhung der Blutsenkungsgeschwindigkeit festzustellen sowie eine Leukozytose und eine Anämie. Was unternehmen Sie?*

A

1. Sofortige Amputation wegen des hohen Malignitätsgrades des Ewing-Sarkoms.
2. Biopsie des fraglichen Bezirks.
3. Lokale Exzision des Tumors.
4. Sofortige Amputation und Bestrahlung.
5. Beginn mit Bestrahlung allein.

L

2.

K

Der röntgenologische Aspekt von Ewing-Sarkom und Osteomyelitis sind einander ausgesprochen ähnlich, so daß es auch mit viel Erfahrung kaum möglich ist, diese beiden Krankheitsbilder ohne weitere Information zu unterscheiden. Nur eine Biopsie kann eine verhängnisvolle irrtümliche Amputation verhindern.

Literatur

Bernbeck R, Dahmen G (1982) Kinderorthopädie, 3. Aufl. Thieme, Stuttgart

Blount WP (1957) Knochenbrüche bei Kindern. Thieme, Stuttgart

Böhler L (1977) Die Technik der Knochenbruchbehandlung. Maudrich, Wien

Brunner CF, Weber BG (1981) Besondere Osteosynthesetechniken. Springer, Berlin Heidelberg New York

Burri C (1979) Posttraumatische Osteitis. Huber, Bern Stuttgart Wien

Catterall A (1982) Legg-Calvé-Perthes' disease. Churchill Livingstone, Edinburgh

Chapchal G, Waigand D (1971) Orthopädische Therapie. Thieme, Stuttgart

Charnley J (1968) Die konservative Therapie der Extremitätenfrakturen. Springer, Berlin Heidelberg New York

Charnley J (1979) Low friction arthroplasty of the hip. Springer, Berlin Heidelberg New York

Cotta H (1982) Orthopädie, 3. Aufl. Thieme, Stuttgart

Crenshaw AH (1971) Campbell's operative orthopaedics. Mosby, St. Louis

Debeyre J, Patt D, Elmelik E (1965) Repair of ruptures of the rotatos cuff of the shoulder. J Bone Joint Surg (Br) 47:35

Debrunner AM (1983) Orthopädie. Huber, BErn Stuttgart Wien

Debrunner HU (1982) Orthopädisches Diagnostikum, 4. Aufl. Thieme, Stuttgart

Exner G (1971) Kleine Orthopädie. Thieme; Stuttgart

Freuler F, Wiedmer U, Bianchini D (1975) Gipsfibel 1. Springer, Berlin Heidelberg New York

Grob D (1982) Orthopädie und Traumatologie des Bewegungsapparates. Springer, Berlin Heidelberg New York

Gschwend N (1977) Die operative Behandlung der chronischen Polyarthritis, 2. Aufl. Thieme, Stuttgart

Hardegger F, Bianchini D (1979) Nachbehandlungsfibel. Springer, Berlin Heidelberg New York

Hoppenfeld S (1980) Orthopädische Neurologie. Enke, Stuttgart (Bücherei des Orthopäden)

Iversen LD, Clawson DK (1977) Manual of acute orthopaedic therapeutics. Little & Brown, Boston

Jäger M, Wirth CJ (1978) Kapselbandläsionen. Thieme, Stuttgart

Krämer J (1982) Funktionelle Behandlung der Hüftdysplasie und Hüftverrenkung, 2. Aufl. Enke, Stuttgart (Bücherei des Orthopäden, Bd 14)

Lelièvre J (1981) Pathologie du Pied, 5. edn. Masson, Paris

Liechti R (1974) Die Arthrodese des Hüftgelenks und ihre Problematik. Springer, Berlin Heidelberg New York

Magerl F (1982) Spondylodesen an der oberen Halswirbelsäule. Acta Chir Aust (Suppl) 43

McMinn RMH, Hutchings RT (1979) A colour atlas of human anatomy. Wolfe, London

Morscher E (1971) Die intertrochantere Osteotomie bei Coxarthrose. Huber, Bern Stuttgart Wien

Muhr G, Wagner M (1981) Kapsel-Bandverletzungen des Kniegelenks. Springer, Berlin Heidelberg New York

Müller ME, Allgöwer M, Willenegger H (1977) Manual der Osteosynthese. AO-Technik. Springer, Berlin Heidelberg New York
Müller W (1982) Das Knie. Springer, Berlin Heidelberg New York
Rowe CR (1956) Prognosis in dislocation of the shoulder. J Bone Joint Surg (Am) 38:957
Salter RB (1970) Textbook of disorders and injuries of the musculoskeletal system. Williams & Wilkins, Baltimore
Schauwecker F (1981) Osteosynthesepraxis. Thieme, Stuttgart New York
Scheier H (1976) Prognose und Behandlung der Skoliose. Thieme Stuttgart
Wagner H (1972) Technik und Indikation der operativen Verkürzung und Verlängerung von Ober- und Unterschenkel. Orthopädie 1:59-74
Weber BG (1972) Die Verletzungen des oberen Sprunggelenks. Huber, Bern Stuttgart Wien
Weber BG, Cech O (1973) Pseudarthrosen. Huber, Bern Stuttgart Wien
Weber BG (1979) Die Frakturbehandlung bei Kindern und Jugendlichen. Springer, Berlin Heidelberg New York

Sachverzeichnis

J. C. Adams

Orthopädie

Eine Einführung für Studierende der Medizin

Übersetzt aus dem Englischen und bearbeitet von F. Brussatis, H. Blümlein

1982. 354 Abbildungen. IX, 462 Seiten. (Heidelberger Taschenbücher, Band 200)

Broschiert DM 27,80. ISBN 3-540-09336-2

H. Frisch

Programmierte Untersuchung des Bewegungsapparates

Chirodiagnostik

1983. 335 Abbildungen in 585 Einzeldarstellungen, 11 Tabellen. X, 484 Seiten

Gebunden DM 148,–. ISBN 3-540-11276-6

D. Grob

Orthopädie und Traumatologie des Bewegungsapparates

Eine Einführung für Operationspersonal, Pflegepersonal und Physiotherapeuten

1982. 100 Abbildungen. IX, 106 Seiten

Broschiert DM 28,–. ISBN 3-540-11407-6

Mengenpreis: Ab 20 Exemplaren 20% Nachlaß pro Exemplar

K. Idelberger

Lehrbuch der Orthopädie

4., vollständige überarbeitete Auflage. 1984. 122 Abbildungen. XVI, 422 Seiten

Broschiert DM 48,–. ISBN 3-540-12600-7

J. Krämer

Orthopädie

Begleittext zum Gegenstandskatalog

Mit 300 Prüfungsfragen und kommentierten Antworten

1983. 181 Abbildungen. XVI, 382 Seiten. (Heidelberger Taschenbücher, Basistext Medizin, Band 224)

Broschiert DM 27,80. ISBN 3-540-12632-5

H. R. Mittelbach, S. Nusselt

Die verletzte Hand

Ein Vademecum für Praxis und Klinik

5., neubearbeitete Auflage. 1983. 215 Abbildungen in 355 Einzeldarstellungen von J. Mittelbach. XVII, 271 Seiten

Broschiert DM 38,–. ISBN 3-540-12168-4

H. R. Schönbauer, E. Polt, F. Grill

Orthopädie

Methodische Diagnostik und Therapie

1979. 191 Abbildungen. 27 Tabellen. XVII, 615 Seiten

Gebunden DM 248,–. ISBN 3-211-81520-1

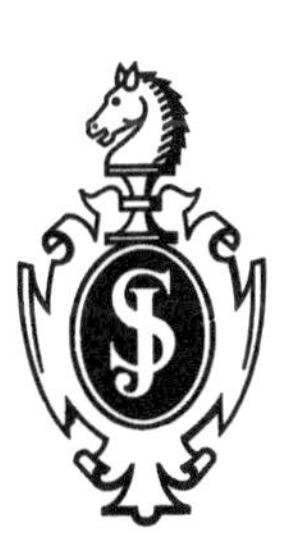

Springer-Verlag
Berlin
Heidelberg
New York
Tokyo

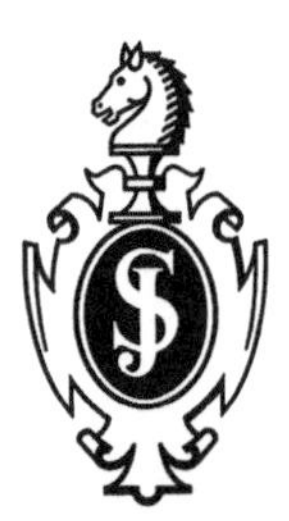